看護婦さん
出番です!!

林　直美

明窓出版

目次

はじめに

病院には、ドラマがある。そして看護婦は、ドラマの主人公である患者さんのプライバシーに立ち入り、その人生をかいま見ることになる。

作り物ではない、本物の人生ドラマに、数多く立ち会う仕事をしていると、自分自身の考え方にも、いろいろな影響があったように思う。

私は今、〝人間は生きている限り、何らかの、背負わなければならない苦しみを与えられるものだ〟という思いを強くしている。病棟で、奇形、事故によるけが、末期癌など、さまざまな症例に出会った。

そこには、自分たちではどうすることもできない何かが、確かにあった。そして、押し寄せてくる大きな波に翻弄されてしまう、そういう時が必ずめぐってくる。

この世には、いろいろな人間がいる。健康に生まれながら、恐ろしい病気にかかってしまう人もいれば、生まれた時から、すでに過酷な運命を持った人もいる。誰がそう決めるのだろうか。たとえばそこに、人間にははかり知れない、巨大な力を感じるのだ。科学では解明することのできない、不思議で大きな力があって、人々はいとも簡単に、あるいはいやおうなく、その力に左右されているのだという気がしてならない。

人間なんて、ほんとうにちっぽけな存在である。そのくせ複雑で、必死にもがいて生きている。その姿はとてもけなげで、はかなくて、かわいくて、また、実におもしろく興味深い。

人は、明るい笑顔の下に、誰にも悟られないように悲しみや怒りを、隠していることがある。自分でさえ気が付かなかった、内面の表情を発見することもある。誰もが自分自身のことをわかっているようで、案外わかっていないものだ。一見、身も心も細く弱そうな人が、実はどんな逆境にもめげないで、たくましく生きている人だったりする。精神的に強靭だと思われていた人が、ほんの些細なきっかけひとつで、くずれるようにこわれてしまったりする。

ひとりひとり顔が違うように、それぞれの感情があって、個性があって、そして、その人だけの人生がある。いろいろな生き方がある。みんな懸命に生きている。私はそういう人間が好きである。

林　直美

病棟の事情

この話の舞台となるのは、皮膚科、形成外科、放射線科の三科混合病棟である。外科や内科のような、いわゆる花形病棟とは少し違った、ちょっと地味な病棟になる。

皮膚科では、大学医学部の付属病院であるためか、ごく普通に見られる湿疹などの初期症状では、患者さんが入院してくることは、まずない。比較的重症な、あるいは、軽症でもいわゆる難病、奇病の患者さんが多かった。形成外科などでも診察する母斑《ぼはん》や血管腫など、あざを取るために、レーザー照射や手術を受ける患者さんもいた。

この病院では、以前は、皮膚科の一部としてあった形成外科が、一診療科として独立し、医局、外来、病棟と開設したばかりであった。その形成外科では、あざの他に、奇形、あるいは事故による手足の切断、顔の骨折、熱傷《ねつしょう》などの症例があった。

放射線科には、文字通り、放射線治療を目的とした患者さんや、レントゲン監視下における、検査や治療を受ける患者さんが入院して来た。診断名としては、やはり悪性腫瘍、癌が多かった。

このような症例の関係で、この病棟には、生後三ヶ月の赤ちゃんから、九十歳になるようなお年よりまで、幅広い年代の患者さんが入院していた。入院期間もまちまちで、早くて三日、長いと一年以上入院している場合もあった。何回かに分けて手術を行うこともあり、何度も入退院を繰り返し、すっかり馴染みになった患者さんもいた。

一般的な内科や外科とは、少し違った雰囲気の病棟である。活気はあった。にぎやかで明るい病棟だった。満床（ベッド数）は五十床で、常時、四十七、八人の患者さんが入院していた。入退院や手術が多く、病棟スタッフの忙しい時と、そうでない時の差が激しいことも、この病棟の特徴だと言える。

この病院では、事故などで緊急入院になった場合、まず、院内の救命救急センターへ入院する。形成外科での入院になると、だいたい、救命救急センターから、即手術となって、ある程度状態が落ち着くと、病棟へ転棟となった。そういう意味では、病棟が他より比較的ゆったりしていたことは確かだ。


ある時期、いつのまにか、〝暇な病棟〟という印象が、病院内で広がってしまった。きっかけは、お正月に可能な限り外泊許可を出したところ、病棟に残った患者さんが、たった五人になってしまったという事実にある。その時、たまたま重症患者さんが少なかったこともあるが、巡回に来た当直婦長が、目を丸くして驚いていた。お正月など関係がない病棟もあるが、ここはそういう特質の病棟なのだから、仕方がないのだ。

病棟スタッフとしては、誰もが、〝暇〟という言葉には非常に反発を覚えた。実際、お正月三が日は楽勝で暇だった。だが、その時だけである。

ただ、病棟外から見ると、暇と思われるのも、まんざら無理な話ではないかもしれない。

やはり、同じ一般病棟でも、脳外科や心臓外科に比べると、重症の度合いが違う。仮に、十床を占める放射線科の患者さんが、すべて予断を許さない重症患者さんだとしても、十人である。脳外科や心臓外科の五十人とは、ちょっと違う。それに、形成外科だと、病気というよりも傷という感覚なので、不自由なところはあるが、患者さん自身はわりと元気である。痛みなど、特に問題がなければ、夜は平和にぐっすり眠ってくれる。夜勤も含めて、仕事の内容としては、命に即結しない患者さんが多い分、気分的にも楽ではある。

だが、仕事がないわけではない。皮膚科と形成外科と二科ある関係で、一日に六件以上もの手術が行われることだってある。その上に、放射線科の血管造影検査が重なったりすると、病棟スタッフはものすごく忙しい思いをすることになる。(かつて、ある大きな病院で、一人の看護婦が、二人の患者さんを、同時に手術室へ引き継いだことから、間違えたままで手術までしてしまうという、信じられないような医療事故が起こった。現場が容易に想像できる身としては、おそらく当事者にしても信じられない出来事で、理由を問われても、魔が差したとしか言いようがないに違いない。まさに、明日はわが身で、決して他人事ではない恐怖感と、あってはならないという緊張感が、ナースステーションを駆け巡ったのだった)

手術患者さんばかりではない。全身に及ぶ熱傷の患者さんの処置には、三、四人がかりで、一時間近くもかかってしまう。人工呼吸器を装着しなくてはならないほどの重症患者さんだって、いないわけではない。三科の多彩な症例は、病棟スタッフにとって、豊富な知識と看護(これはどこの病棟でも必要である)が要求される。やはり、そこにしかない楽なところ、大変なところというのが、どこの病棟でもあるものなのだ。

しかし、一度、暇だという噂が流れてしまうと、いつまでもそのイメージで見られるというのは、よくあることだ。大変だという第二弾の噂が流れない限り、なかなか色めがねをはずしてくれることはない。

たまたま、ベッドのあきがあった時、呼吸器内科の、気胸を起こした患者さんが即日入院となった。病院事務から病棟に連絡があり、今後の入院予定を考慮して、仕方なく一週間ならと受けたのが始まりであった。一人退院してベッドがあくと、すぐに事務から電話があって、即日入院の患者さんが入った。またまた呼吸器内科である。

わずか三日という約束ではあった。しかし、患者さんにしてみれば、当病院での入院が初めてだと、科がどこだろうが関係ない。担当になった看護婦は、三日間（患者さんは、その後、呼吸器内科の病棟へ転棟するため、当病棟を仮の宿、ベッドとして待機している状態である）とはいえ、入院した時点で、オリエンテーションを行い、入院時の看護記録を書かなくてはならない。入院までの経過や、今までにかかった病気、使っていた薬、家族構成や体質的素因、日常生活などを聞いて、看護記録として記載するわけである。そして、病棟を移る時には、転棟準備として、当病棟ではどのような状態で、どんな看護が必要であったのかなど、引き継ぐための看護要約をまた書くことになる。命にかかわる緊張感はないものの、これがまた、なかなか大変なことなのだ。もちろん、看護婦としての大事な仕事である。

しかも、即日入院ということは、当日の自分の担当としてのノルマ以外に、これらの仕事をこなさなくてはいけなくなる。(看護要約については、転棟あるいは退院までに間に合えばよいこともあり、勤務時間外に書くことが多い。勤務中にゆったり考えている余裕はないからだ。書くという作業については、最近、ナースステーションにも、積極的にコンピューターが導入されており、無駄を省いていこうという方向に進んではいる)

正直なところ、転棟に際しては、患者さんを送り出すより、迎える方がずっと楽なのではないだろうか。病棟婦長は頭を悩まし、そんなこんなで、五日や一週間くらいの入院なら、転棟させずにそのまま退院というケースも出した。

呼吸器内科が、当病棟のあきベッドを狙って、患者さんを入院させたことをどう思ったか、今度は、消化器外科がねじ込んできた。もっとも、胆石症の軽い症例の患者さんではあったのだが。そして、呼吸器外科からも連絡が入ってきた……。

一時、病棟はちょっとしたパニックになるほど、めまぐるしかった。病棟に電話がかかってくると、婦長も看護婦もびくっとして、事務からだと、思わずまたかとぞっとした。(この病院はなぜか、事務部門の力が圧倒的に強かったのだ)

「西宮やけど、婦長、呼んで」

いきなりの電話に、なんや、このおっさんはと思いながら、はっとする。

「あっ、事務長。はいっ、ただいま」

看護婦の、その勤務のリーダー担当は、毎日各科のややこしい医師の指示に頭をかかえ、病棟報告書の欄外にまではみ出して、各科の当直医の名前をずらっと並べて書かなければならなかった。

一時期ではあったが、わずか一晩の小児科が加わった時点で、皮膚科、形成外科、放射線科の混合病棟は、さらに呼吸器内科、呼吸器外科、消化器内科、眼科が加わり、なんと、八科混合病棟になってしまったのである。

傷は我慢しない

大阪さんは二十三歳の男性で、形成外科へ入院中の、右手の人差し指、中指、薬指の完全切断の患者さんである。彼は漁師で、作業中に、網によって引き起こされた事故で、受傷した。救命救急センターへ緊急入院し、すぐに切断された三本の指の再接着術を受けた。状態が落ち着くと、まもなく病棟へ転棟となった。

二ヶ月近く入院していると、受傷時のショックも表面的には落ち着き、病棟にも慣れ、次第に、大阪さん本来の軽い性格が現れ始めた。

ところで、いわゆる大部屋には、性別はもちろんのこと、症例も年齢もわりと似通った患者さんを同室にできるよう、可能な限り配慮している。大阪さんのいる二号室は六人部屋で、比較的若い男性の患者さんが集まっていた。そうなると、どういう入院生活が送られているのか、ある程度想像できてしまう。

午前中は、回診や処置のため、結構患者さんも忙しくて、遊んでいる暇はないのだが、午後になると、まるでディスコのようににぎやかになった。大阪さんを中心にして、誰かが持ってきたアイドル歌手の曲を流し、患者さんみんなで、歌ったり踊ったりしているのだ。足に傷があるため、まだ歩行許可のおりていない患者さんも、ベッドの上で、自分の足のギプスをお箸でたたいて、リズムを取ったりしながら、思い思いに楽しんでいる。

退屈な入院生活で、気持ちはわからないわけでもなく、看護婦は時々、簡易ディスコをのぞいて、彼らがそれぞれに医師の指示を守ってくれているか、チェックした。

「ほら、腕、ちゃんとあげておいてくださいね。むくみますから」

切断指（腕や足だと〝切断肢〟となる）の場合、患肢挙上《かんしきょじょう》といって、手術をした指や腕を下げないように、せめて心臓よりも上へあげておくように指示する。あげておくことで、血のかえりがよく、縫い合わせた傷に負担がかからない。このことは、再接着術後の患者さんに、ぜひ守ってもらいたい、大切なことの一つである。

「はーい、はい。ばっちりでぇす。看護婦さんも、一緒に踊れへん？」

「あはは、そうですね。ほんまは踊りたいところやけど、また今度にさせてもらいますわ。それから、ボリューム、気をつけてくださいね」

大阪さんは、包帯で巻かれて大きくなった手を高くあげて、音楽を聞きながら、体をゆらゆらさせて、楽しそうに踊っていた。

また、ある午後、検温に行くと、部屋はもぬけのからで、誰もいない。

「まったく、検温の時間には、部屋にいるようにいつもたのんでいるのに、どこ、ほっつき歩いてるんだか、困ったものよねえ」

たいていは、病院の一階の喫茶店にたむろしているようで、院内放送で呼び出してもらうことも、しょっちゅうあった。

「あれ？　塩屋さんもいてへんよ。塩屋さんって、確か、病棟内歩行の許可しかなかったはずやけど……？　一緒に行ったのかなあ」

まだ自由に歩行できる許可のおりていない患者さんまで、すっかり困った方向へ影響を受けていた。大阪さんは、同室患者さんだけでなく、他の部屋の患者さんたちも、よく引き連れて歩いていた。当時は小学生の患者さんも入院していたため、病棟スタッフは、大阪さんの行動には十分注意せねばならず、いささかまいっていた。

大阪さんの行動が、ますますエスカレートしているように感じられた頃、決して医師の陰謀が隠されていたとは思いたくないが、もう一度、ベッドでおとなしくしてもらおうということになった。再接着の手術後、経過がよくない、状態の悪い人差し指に肉をつけるため、有茎皮弁植皮術《ゆうけいひべん》を行うことになったのである。

大阪さんの手術を簡単に説明すると、まず、血行が悪いために腐ってきた、人差し指の先の、黒いミイラ化した部分をきれいにし、手術でその人差し指を、本人の下腹部に埋め込んで、そのまま固定する。腹の皮膚を切り離さないで、指に植皮するわけである。指の肉になる部分に、腹の皮膚内からも、毛細血管が育ってきて、血行がうまくいくと、皮膚が指に生着する。しっかり指の血管が育ってきて、状態が落ち着くと、再度手術を行い、指を腹からうまく切り離すという方法である。

大阪さんは右手を自分のお腹に縫いつけた状態で、約十日間、ベッド上安静を強いられた。耐えに耐えた彼は、ようやく固定のままの状態で、トイレ歩行が許可された。

「いいですか？　わかっているとは思いますけど、トイレだけですよ、歩いてもいいのは。くれぐれも、守ってくださいね」

「ははぁーっ」

大阪さんは神妙に返事はしたが、内心は大喜びである。最初の手術の時とは違う。何もかもに慣れている彼は、さっそくトイレにかこつけて、うろうろし始めた。下腹にくっついている指をかばうようにして歩くので、ぎこちなく、ゆっくりではあったが、それでも、彼はにぎやかに廊下を歩いた。注意すると素直に聞き入れたが、その時だけである。ナースステーションでも、すぐに話題になった。

「ちょっと、危ないんじゃないの？　大阪さん、ちっともわかってへんわ」

「トイレと言われれば、それまでだけど、あれはいくらなんでも、いきなり動きすぎよ。ベッドにいてへんやないの」

「そうやねん。でも、注意したかて、返事ばっかりやねん」

そして、病棟スタッフが心配した通り、許可のおりた二日後、大阪さんの傷はしっかり彼の行動を反映した。

大阪さんは気分も晴れやかに、トイレから帰ってくる途中、固定してある指が、なまあたたかい感じがするのに気がついた。すぐに寝衣をめくってみると、指をおおっているガーゼが真っ赤に染まっているではないか。

「うわーっ、看護婦さーんっ、看護婦さーんっ、助けてーっ。血ぃ出とるーっ。血やーっ、

「助けてー、早う来てーっ」

大阪さんが真っ青になってその場に立ちすくみ、病棟中に響きわたるような声で、叫んだことは言うまでもない。

彼の怖がり方は、異様だったと思われるような、ちょっとした出血だったので、処置はあっというまに終わった。念のために、トイレ歩行許可が、三日間のベッド上安静に変更されたのだが、その間、大阪さんはまるで人が変わったかのように、おとなしく慎重だった。歩行許可がおりても、不必要には歩かず、信じられないような模範的な患者さんになっていた。もちろん、傷は順調に経過し、指を切り離す、有茎皮弁切離術も、無事、終了することができた。

大阪さんの軽い性格は相変わらずで、にぎやかにしていたが、その後、時々、はめをはずした切断指の患者さんに対し、身をもって経験したことを切々と話し、注意をしている彼の姿があった。

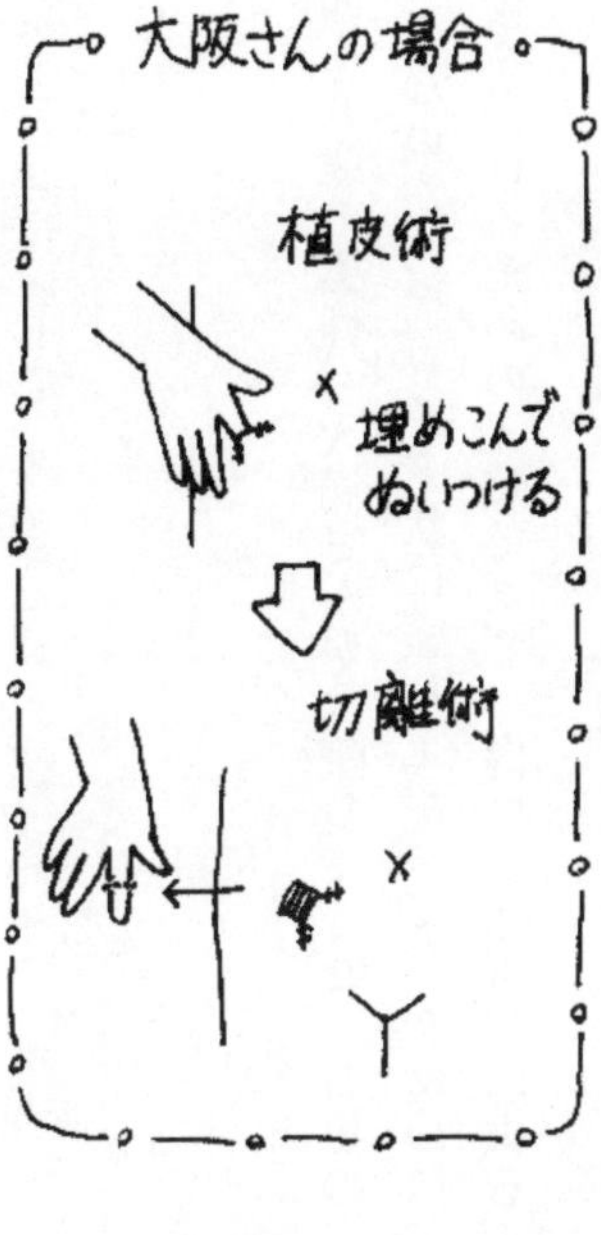

金歯を捜せ

形成外科病棟に、下腿の瘢痕拘縮《はんこんこうしゅく》で、四十八歳の男性、天満さんが入院してきた。右足の膝からふくらはぎ、かかとにかけての大きな傷が、ケロイド状に盛り上がってきたために、少しでもきれいになおすよう、修正の手術を受けるための入院である。傷は交通事故によるものであった。

結果的には、その病気というか、疾患については、術後感染もなく順調に経過し、何の問題も起こらず、天満さんは退院された。

手術を終えた天満さんが、病棟に帰室された時のことである。その時すでに麻酔から覚めていた天満さんが、金歯がないと騒ぎ出したのである。ン万円たら、ン十万円たらの大金をはたいた大切な金歯らしい。手術後、自分の口の中から、なくなっているのに気がついて、医者のミスだ、どうしてくれるんだと主治医につめより、金歯を返せと訴えてきた。

ベッドの周りを捜し、一応、手術室にも連絡して捜してもらったが、ないものはない。傷は足である。状況から見て、結局、飲み込んだとしか考えられなかった。おそらく、全身麻酔の挿管（手術時には確実に呼吸ができるよう、気管まで管を入れて、気道の確保をする）か、あるいは抜管の際に、金歯が取れて飲み込んだに違いないということになった。

しかし、いきなり金歯を返せと言われても困る。手術の時には、入れ歯はもちろんのこと、取り外しのできる刺し歯も、すべてはずしておくことになっているし、ぐらついている歯も、前もって患者さんに聞いて確認しておき、挿管時には、最善の注意をはらうはずである。

とりあえず、ほんとうに飲み込んでいたならば、体の中にあるはずだということで、まず、確認のために、胸部のレントゲン撮影が行われた。手術後すぐのため、天満さんは歩くことができず、放射線科外来に連絡を取り、病室まで来てもらって撮影となる。写真を至急で現像して、病棟へ送ってもらう。そうして、できあがった写真には、くっきりと金歯らしき姿が写し出されていた。

「あったわ……。胃の中や」

主治医の住吉医師がぼそっとつぶやいた。天満さんが、〝どうしてもいる〟と言っている以上、この際、金歯が出てくるのを待つことが、一番安全で確実である。すなわち、排泄されるのを待つということだ。

天満さんは、手術後、約一週間のベッド上安静を強いられていた。当然、トイレへ歩くことができないため、ベッドで寝たままの状態で、便器を使い、介助で排泄することになる。

かくして、看護婦間で、天満さんの便が出た場合、金歯の確認が申し送り事項として、引き継がれることとなった。

そうと決まれば、ナースステーションでは、ちょっとしたお祭り気分である。天満さんからナースコールがあるたびに、勤務中の担当看護婦はどきっとした。みんな、にやにやしながら、その時を、自分に当たらないよう祈りながら待っていた。そして、ついにそれから三日目の深夜、天満さんの術後初めての便が出た。

名誉（?）の宝捜しを仰せつかったのは、深夜スタッフの森宮看護婦であった。

「がんばってね」

深夜リーダーの明石看護婦と、事情を知っている当直の高槻医師は、おもしろ半分の好奇心と、同情のこもった何とも言えない顔で、森宮看護婦を励ました。

森宮看護婦が病室に行くと、寝たきり状態とはいえ、足以外どこも悪くない天満さんは、すでに用を済ませ、自分で寝衣もきれいに整えていた。森宮看護婦はベッドの上に出されていた、使った後の便器を始末するだけでよかった。

静まりかえった夜の真っ暗な廊下を、森宮看護婦は便器を持って、汚物室へ入った。彼女はこれから、引き継がれてきた大切な仕事をしなくてはならなかった。まず、こんもりとあるティッシュペーパーを取って捨て、しばし、考えたあげく、使い捨ての舌圧子《ぜつあつし》で、下痢のようにやわらかい天満さんの便を、ひとつひとつ濾すようにして、金歯を捜した。

森宮看護婦はしみじみ思う。自分は何でこんなことをしているんだろう。点滴だって見に行かなくてはならないし、先ほど測った重症患者さんの血圧の記録だって、書かなくてはならないのだ。朝の採血がある患者さんの検体容器も、確認しなくてはならない。何だってこの〝くそ〟忙しい時に、こんなことをしなくてはならないのだろうか。みんなが寝ているこの真夜中に、仕事とはいえ、何やら悲しい気持ちになってくる。

「ちゃんと細かく、ていねいに捜しましたが、金歯はありませんでしたよ」

「ほな、次やな」

ベッドで報告を待っていた天満さんは、行方不明になった金歯のことで、頭がいっぱいのようであった。


この後も、何度か〝宝捜し〟をすることになった。昼間、天満さんの奥さんが来られている時は、彼女にしてもらった。結局、金歯は予定通り、便の中から出てきた。奥さんの手で発見され、宝捜しの一件は片付いた。

そして、天満さんが、大切な金歯を、再び口の中へ入れたかどうかは、病棟スタッフの誰も知らないままに、天満さんは無事退院された。

新人看護婦の頃

「いやぁー、まいったわー。疲れたわー」

藤井寺看護婦は、ナースステーションへ戻ってくるなり、そう言って椅子に座り、中央の円形テーブルにもたれかかった。ちょうどその横で、患者さんの内服薬をチェックしていた長居看護婦が、思わず声をかけた。

「どないしはったんですか？　大丈夫？」

「ふーっ」

藤井寺看護婦は大きくため息をついた。

「今、学生さんを指導してて、茨木さんの膀洗（膀胱洗浄）やってたんやけど、何度も説明したのに、何、聞いてたんやろうなあ……。がっくりきたわ。前にもやったことがあるって言うてたけど、ちゃんと勉強したんやろか」

「で、学生さんは？」

「とりあえず、片付けしてもらってるけど、あの手つきでは、もう一回、やっといた方がええやろなあ」

医学部の付属として、当病院と看護専門学校があった。その看護専門学校から、今回は三人の看護学生たちが、病棟へ実習に来ていた。その学校のカリキュラムにもよるのだろうが、看護婦を育成するための看護専門学校では、学校での講義、実習とともに、現場での病院実習も行われる。たいていは、各病棟を一定期間ずつまわって、経験を積んでいくようになる。当病棟は、いわゆる花形病棟ではない。少し特殊な感じの病棟になるので、どの程度、必修の枠に入るのか、業務に追われる病棟スタッフには、はっきりしたことはわからなかった。ただ、毎年、実習には来ていたが、学生が来ている期間がそれほど長くはなく、回数的にも多くなく、むしろ珍しいくらいだった。診療科として欠くことのできない皮膚科病棟ではあったが、国家試験に受かるための勉強として考えると、やはり、症例としては一般的ではないのかもしれない。

看護専門学校の方から、病棟へ学生が配置されると、受け入れる病棟としては、入院している患者さんだけでなく、学生にも対応しなくてはならない。

そもそも、医学部の付属病院というところは、患者さんを治療するのは当然であるが、医師を養成する機関でもあるわけだ。病院ではあるが、大学の一部として、教育する現場という機能もはたさなくてはならない。ごくたまに、患者さんの中に、若い研修医ばかりで頼りないと、不信感をあらわにする人がいるが、そう思う人は、大学の付属病院へは入院しなければよいのだ。医学部付属病院は、まさに、医師の実習現場としての役割も兼ねているのだ。

看護専門学校も医学部付属になり、病院は医師だけでなく、看護婦の養成にも貢献しなくてはならない。病棟では、婦長の他に、それなりにベテランの看護婦が、臨床指導担当として、学生の全般的な指導をすることになっていた。今回は、当看護専門学校卒業生の、先輩になる魚住看護婦が、学生の指導にあたっていた。とは言うものの、魚住看護婦自身も、自分の勤務が優先されるために、実際に直接指導を行うのは、その時その現場の、その患者さんの担当看護婦ということになる。

「でも、はじめは緊張もするし、なかなか難しいもんですよ。頭ではわかっていても、思うようにはいかへんから。それに、怖い指導ナースもそばにいて、じっと見てはるし」

長居看護婦はにこにこして続けた。

「私、就職してすぐに、せっかく採血したのに、検査のスピッツ（容器）をきちんと振っておくのを忘れて、全部駄目にしたこと、あります。十人くらいやったと思うけど。半分は先生がまた次でいいからって、延ばしてくれはったんやけど、取り直しした患者さんもいて、患者さんにも、えらい、叱られてしまいました」

「なんや、正直に言うたんかいな。あんたらしいな」

「ええ意味では、自分の体のことに、きちんとしてはった人やったから、続いて二回も採血するのはどうしてやって。だから、正直に謝ったんです。けど、えらい、けんまくで怒りはって、それからしばらくは、その患者さんのこと避けてましたわ」

「私も薬、まちがえたことありますよ。たまたま同じ系統の抗生剤で、患者さんにもアレルギーとかなくて、何の問題もなかったからよかったんですけど、せっかく苦労して取った国家免許が、わずか三ヶ月で剥奪かーって、ものすごい悲しかったです」

処置が終わって、ナースステーションへ戻ってきた伊丹看護婦も話に加わった。テーブルで看護記録を書いていた森宮看護婦も、ふと、手を止めた。

「みんな、まともなミスやないですか。私なんか、四月に新人は遅刻するから気をつけろって、お達しがあった次の朝に、しっかり遅刻してしまって、もうあの時は、朝の申し送りが針のむしろやったわ。しかも、すみませーんとか、謝りながら入っていったもんやから、やかましいって怒られて、きょとんとしてしもうた。ああいう時は、じゃませんようにそっと入るもんなんやって。そんなん、知らんかったわ。それに、膀洗で思い出したんやけど、患者さんのベッドの下を、おしっこの海にしたこと、あるねん。私って、今、思い出しても恥ずかしいことばっかりやってるわ」

「何？　それって」

藤井寺看護婦も、先ほどの膀胱洗浄の記録をつけながら、思わず聞き返した。

「ほら、ハルンパック（尿をためておくビニールの袋）を袋から出した時って、栓までしてくれてるわけやないから、知らずにそのまま、ベッドの柵につるしたんよ。しばらくして、部屋の他の患者さんからナースコールがあって、大変です言うて」

そこにいたみんなが笑った。

「何事かと思うて部屋へ行ったら、ぶわーっと床一面におしっこが広がってて、患者さんにもくすくす笑われながら、必死で掃除したんよ」

「いややわー、そんなアホなことしてたんか。知らんかったわー」

「その時に、もし、尿量計測がすごく大切な患者さんやったらどうするのって、ものすごい叱られて、半泣きやったわ。後で考えたら、ただクランプ（栓を締める）し忘れただけやのにって、悔しかった。尿量が必要なら、雑巾絞って測ったるわいって、心の中で叫んだわ」

「心の中、言うのがかわいいなあ。新人ではなかなか言い返せんもんなあ。下積みのつらさ、いうところやね」

「そういうほんの小さなことって、教えるほどのことでもないから、誰も言わへんし、だから初めてやとほんまにわからへんというか、気がつかんねん。盲点やわ」

「なるほど、そうかもしれんなあ」

ふと、伊丹看護婦が、声を低くして言った。

「ひとつではどうってことない、そんな細かい、細かいミスの積み重ねが、ある日、大きな事故を呼んでくるのかもしれませんねえ。なんか、怖い仕事ですよ、看護婦って」

ナースステーションでの束の間の平和な時間は、今回は新人の時の失敗談で、話がはずんだ。


さて、ある深夜のことである。午前三時、ナースコールが鳴った。静まりかえったナースステーションに、まるで、火災報知器が鳴ったかのように、その呼び出し音がひときわ響いて聞こえた。カルテのチェックをしていた、深夜リーダーの生野看護婦は、立ち上がって病室を確認し、ナースコールを消した。

「十八号室というと、……須磨さんの方かな？　どう、しはったかな？」

生野看護婦は、懐中電灯を持って、廊下へ出て十八号室へ向かった。消灯時間帯のナースコールは、ナースステーションからは応答せず、スイッチを切って、看護婦が直接病室へ行くことになっている。

十八号室は、現在、須磨さんともう一人の女性患者さんとの二人部屋である。須磨さんは二十五歳の女性で、下肢の獣皮様母斑《じゅうひようぼはん》で、形成外科に入院中だった。須磨さんの右の大腿部は黒褐色で、文字通り動物の毛皮のような、たくさんのしっかりした硬い毛が生えていた。須磨さんの獣皮様母斑は、広範囲にあり、手術は母斑を取り除いた後に、臀部、つまりお尻から採皮しての、植皮術が行われた。術後、右足はギプス固定をしており、お尻にも傷があるため、須磨さんはうつぶせ状態のままで、ベッド上安静を強いられており、動くことはできなかった。

「須磨さん？」

生野看護婦は、病室のドアをそっと開けて、真っ暗な中を小さな声で呼びかけた。

「ああ、看護婦さん。そう、須磨です。なんかね、変なの。お尻の方が気持ち悪いんです。ちょっと、見てもらえます？」

「……気持ち悪い？　痛いじゃなくて？」

「そう。なんか、気持ち悪くて変なの。気持ち悪くて、目が覚めたの」

生野看護婦は、須磨さんの枕もとのライトをつけた。病室がぽうっと明るくなった。隣の患者さんはよく眠っているようだ。カーテン越しに、規則正しい寝息が聞こえてくる。生野看護婦は須磨さんの布団をめくって、思わずびっくりして、目を見開いた。深夜勤務で時々おそってくる眠気が、一気に吹き飛んだ感じだった。布団の中が真っ赤になっていたのだ。須磨さんの腰のあたりは、シーツも寝衣も、血で真っ赤に染まっていた。お尻の採皮部からの出血だった。

すぐに形成外科の当直医を呼んだ。夜勤のもう一人の、深夜スタッフの塚口看護婦が、シーツと須磨さんの着替え用の寝衣（この病院では寝衣を統一しており、病院の寝衣を着用してもらうことになっていた）を、リネン庫から取り出して準備した。そして、処置室からガーゼ交換車を引っ張って、十八号室へ急いだ。

塚口看護婦は新人看護婦である。つい最近、国家試験の合格がわかり、看護婦としての一歩を踏み出したばかりであった。病棟へ配属されてから、業務にもある程度慣れてきて、ちょうど夜勤が入り始めた時期で、深夜の予定外の処置に、いささか緊張しているようだった。

須磨さんのベッドは、病室の入り口側にある。二人部屋で病室内が狭いので、塚口看護婦は、ドアのすぐ横の廊下にガーゼ交換車を止めると、病室の中へ静かに入った。すでに当直の岸和田医師が来ていて、出血の状態を確かめつつ、血で汚れたガーゼをていねいにはがしているところだった。塚口看護婦は、岸和田医師の横から、ちらっと須磨さんの創部（傷のある部分）をのぞいた。

須磨さんが手術を受けてから、まだほんの数日である。本来なら、こういった採皮部については、術後しばらくは落ち着かせることが一番で、特に問題がなければ、表から様子を見るだけで、傷にさわったりはしない。だからガーゼ交換も行わず、絶対安静で過ごす我慢の時期なのだ。そういうこともあって、手術後まもない傷を見ることは、塚口看護婦にはあまりない機会だった。

その傷をのぞき込んだ塚口看護婦は声も出せず、息をのんで、その場に立ちすくんだ。頭では理解していても、いざ目にすると、須磨さんの傷はやはり大きくて、まだあまりに生々しい状態だった。くらっとめまいがした。その大きな傷からの出血で、真っ赤に血塗られたような創部を見た瞬間、血の気がさーっと引いていくような気がした。そして、ふらふらとその場に座り込むように倒れてしまった。室内に充満している新しい出血の、むせかえるような血の臭いに、吐き気さえ覚えた。

「おい、おい、大丈夫か？」

今度は岸和田医師の方がびっくりして、塚口看護婦を振り返った。須磨さんのナースコールを使って、病室から、ナースステーションへ戻っていた生野看護婦を呼んだ。

朝になり、日勤の看護婦たちが、次々と出勤してくる中、ナースステーションでは、深夜のその話題で盛り上がった。

「もう、ほんま、びっくりしましたー。須磨さんは出血してはるし、処置介助をお願いした塚口さんは倒れるし、いやー、忙しかったですわー」

「……もう、言わんとってください。恥ずかしいやないですか」

塚口看護婦は顔を赤くして、深夜帯での点滴の最終チェックにまわるために、逃げるようにして、ナースステーションから出て行った。

「まだ、かわいいなぁ。慣れてないから仕方ないわ。恥ずかしいことやない。誰でも一度や二度はそんなこともあるものよ」

「でも、生野さん、大変でしたね」

「まぁ、朝の点灯時間からの忙しい時には、復活してくれはったから大丈夫でした。でも、あの時はもう真っ青で、すぐに気はついたんですけど、立っているのもやっとっていう感じで、処置室へ連れて行って、寝かせとったんです。倒れ方がよかったみたいで、ぶつけたところもないし、どうもなくて、安心しましたわ。ほんま、びっくりしました」

「……それじゃあ、みんなそろったし、時間も来たので、申し送り、始めましょうか」

午前八時三十分になり、婦長をはじめ日勤の全員がそろい、深夜リーダーの生野看護婦を中心に、看護婦間の引き継ぎが始まった。

「おはようございます。深夜からの申し送りを始めます」

五月に入ったばかりのナースステーションは、新人看護婦を迎えて、活気にあふれていた。

少女の運命

千里ちゃんは十四歳の中学二年生である。

その日、夕方になって、千里ちゃんは病棟へあわただしく緊急入院してきた。ちょうど、ナースステーションでは、日勤から準夜勤への引き継ぎ、いわゆる申し送りが始まったばかりの頃である。眼科で即日入院になったのだが、眼科病棟が満床で、あきベッドがないために、皮膚科、形成外科、放射線科の病棟へ入院してくることになった。眼科病棟では、明日、退院の予定があるので、当病棟へは仮にということで、千里ちゃんは一泊二日の入院となる。

千里ちゃんの診断名は、左眼球破裂であった。


千里ちゃんは、学校の体育の時間に、バレーボールの練習中、ボールを追っていた友人と、まともにぶつかってしまった。その際、友人の肘が、千里ちゃんの左眼を直撃し、受傷したのである。なぜ、そんなことになってしまったかというと、実は、千里ちゃんの右眼は、緑内障のために、幼い頃より弱視があって、よく見えていなかった。そのために、右側から来た友人に気がつかず、よけきれなくて、この事故になってしまったのである。

振り向きざまにぶつかってしまったのか、どういう具合に当たったのか、一瞬の出来事だったので、何とも言えないのだが、この事故は、不幸にも、千里ちゃんのいい方の目を奪ってしまう結果となった。

眼球破裂と言えば、はっきり言って、一生失明である。彼女はこれからの長い人生を、右眼が弱視で、左眼が事故により失明という状態で、生きていかなくてはならない。

その日勤（日勤リーダーによる、準夜勤への引き継ぎが終了するまでは、日勤看護婦が動く）で、千里ちゃんの担当になった松原看護婦は、さっそく入院の受け入れ準備を始めた。

千里ちゃんは、安静を保つために、病棟へはストレッチャー（患者さんを寝かせたままの状態で移送できる、車輪のついた簡易ベッドのような、輸送車）で、入院してきた。トイレだけは歩行が許可されていたものの、できるだけ安静にしておくようにとの、千里ちゃんの眼科の主治医から指示があった。千里ちゃんは、意識ははっきりしていたし、話ができないような状態ではなかったのだが、松原看護婦は、付き添って来た女性を呼んで、まず、最初に彼女から話を聞くことにした。

松原看護婦は、その女性をてっきり千里ちゃんの母親だとばかり思って、話を聞きながら看護記録を書いていた。ところが、話が進むうちに、何となくかみ合わなくなって、その女性が、

「……実は、私は、母親ではないんです」

と、切り出してくれた。彼女は千里ちゃんの母親ではなく、千里ちゃんが入所している施設の、親代わりとも言うべき先生だったのである。

千里ちゃんの両親は離婚しており、母親は千里ちゃんが小学校二年生の時に蒸発し、行方

不明だった。母親が蒸発した時点で、三歳年下の妹と二人で、施設に入所し、現在もその施設で生活しているとのことであった。父親は、いることはいるらしいのだが、子供には無関心で、ごくたまにあった連絡も、もうここ数年まったくなく、父親もまた、行方不明も同然の状態であった。

その先生が、ためらいがちに話してくれたことによると、千里ちゃんの右眼の緑内障は、母親の暴力による後天的なものではないかということだった。施設に初めて来た時、千里ちゃんの体中に傷やあざがあり、この時すでに、右眼はよく見えていなかったらしい。施設の連絡先も書いてある名刺を残して、先生は帰っていった。

ベッドに寝ている千里ちゃんは、表面上は落ち着いており、事故のショックは一段落したような雰囲気だった。

処置後の包帯が、出血でうっすらと赤く染まっている。病棟へ入院してくる前に、眼科の外来で、応急的な処置は済ませたのだが、明朝、眼球摘出の手術を受けることになっていた。松原看護婦は、ひとまず、必要なだけの入院生活についての説明と、手術を受ける準備や明日の手順などを、わかりやすく手短に説明した。千里ちゃんは、話をきちんと理解していて、消えてしまいそうな小さな声ではあったが、問いかけにもはっきりと答えた。

外来で痛み止めの注射も受けてはいたが、それでもじわじわと襲ってくる眼の痛みにも、我慢して耐えているふうであった。

素直なかわいい印象であった。が、失明のことも当然ながらわかってはいると思うが、それにしては、取り乱すようなこともなく、妙に落ち着いている感じもした。初めての病院で、たった一人きりでベッドに横たわり、不安もあまり顔に出さず、痛みをこらえながら、看護婦の話をしっかりと聞いている。中学二年生という年齢にしては、ちょっとさめたような、大人びた雰囲気である。まるで、すでに人生をあきらめているような、なすがままにというような、さらりとした印象もあった。

いろいろと話をした松原看護婦が、たまたま翌日の深夜勤務で、千里ちゃんの朝八時の手術室への搬送も、担当することになった。検温などが終わって、朝の仕事にゆとりができた頃になって、松原看護婦は千里ちゃんの病室へ様子を見に行った。午前七時を過ぎ、他の患者さんたちは朝食を取っていたが、手術当日の千里ちゃんは絶食で、静かにベッドで横になっていた。

「千里ちゃん、おはよう。痛みはどうかな？」

「おはようございます。……昨日の看護婦さん？　もしかして、ずっと病院にいたんですか？」

「うふふ。夕方、あれからちゃんと帰ったんだけど、今日はね、真夜中から、そうね、朝の九時過ぎくらいまでの仕事なのよ。千里ちゃんの手術には、私が手術室まで一緒に行きますからね。何かあったら、何でもいいからいつでも言ってね」

「はい、ありがとうございます」

千里ちゃんは昨日と同じように、ベッドで上を向いて、顔だけを毛布から出して寝ていた。顔の半分を覆っている包帯が、痛々しく見える。昨日の準夜帯に、主治医の手で再度処置が行われたとのことで、包帯が新しくなっていた。それでも、やはり、わずかな出血があるらしく、白い包帯に、ほんのり赤く、血がにじんでいた。

「……夕べは眠れた？」

「はい、よく眠れました。お薬、もらって飲みましたから」

松原看護婦は、思い出したように軽くうなずいた。

手術前夜は、どういう病気であっても、患者さん自身に特に問題がなければ、軽い睡眠剤を内服して、しっかり休んでもらうようにしていた。千里ちゃんも、患者さんの内服薬を担当している昨日の遅出《おそで》勤務の看護婦から、消灯時間の頃に渡されたはずである。

ところで、看護婦の三交代勤務と言えば、日勤、深夜、準夜というのが、一般的に知られている。当病院では、この他に日勤と各夜勤にまたがるように、三交代勤務に配慮した変則勤務があった。日勤の後半から準夜勤の途中までが遅出勤務、深夜勤の後半から日勤の途中までが早出《はやで》勤務である。極端な違いはなく、ある程度は決まっていたものの、勤務時間や担当する仕事内容などの細かい部分は、各病棟によってそれぞれ決められていた。

当病棟では、早出、遅出ともに引き継ぎには参加せず、患者さんの内服薬を担当する他、洗面、食事介助をはじめ、特に朝と夜の配膳、下膳、物品の準備や片付けなど、雑務的な仕事を受け持っていた。薬などの変更は、その都度、各勤務リーダーから直接指示を受け取るようになっていた。忙しい時は、各スタッフを手伝い、特に早出は、朝の手術室への搬送も、深夜スタッフとともに行ったりしていた。

午前八時になって、すでに準備を整え、ストレッチャーに横たわっていた千里ちゃんを、松原看護婦は、カルテやレントゲン写真の入ったケースとともに、手術室まで搬送した。千里ちゃんは、手術が終わると、そのまま手術室から眼科病棟へ移ることになっており、この病棟を離れる。

「手術、がんばってね」

「ありがとう。いってきます」

千里ちゃんは、いつもの小さな声で、そう答えた。そして、あまりよく見えていない右の目で、声がした方をゆっくりと振り返り、松原看護婦を確認するように見て、やわらかい穏やかな笑みを口もとに浮かべた。

手術場看護婦への引き継ぎを済ませると、松原看護婦も手伝って、千里ちゃんは上向きに寝たままの状態で、ストレッチャーを乗り換えた。手術室の奥へ入って行く千里ちゃんを、松原看護婦は、そこに立ったまま、手術室のドアが閉まって見えなくなるまで、涙をこらえて見送った。

千里ちゃん、がんばってね。負けないでね。

無断外泊

準夜勤務から深夜勤務への、真夜中の引き継ぎが終わった。ほっと一息ついて、深夜リーダーの今里看護婦は、さっそく午前二時の病室巡視の〝旅〟に出た。

巡視というのは、簡単に言えば、患者さんの所在の確認や、あるいは異変の有無など、病棟内を見回ることである。重症患者さんの場合は、時間毎に検温やいろいろな処置があって、巡視とはまた意味合いが違ってくる感じになる。だから、重症患者さん以外の、外回りの点検といったところだろうか。同じ巡視でも、やはり、それぞれの時間帯で、チェックしなければならないことが、多少変わってくる。午前二時や午前四時といった、深夜帯の巡視というのは、昼間や消灯前の巡視とは違って、結構気を使う。

重症患者さんではなくても、状態によっては、真夜中にもかかわらず、体温や血圧を測ったりする場合がある。

他にも、患者さんが眠っていて、気がつかないようなことにも、気を配って見ていかなくてはならない。蹴飛ばしている毛布をかけなおしたり、つけっぱなしの枕もとのライトを消したりするのは、簡単なことである。置いたままになっている、使ったおしぼりや、うがいの汚水を始末したりして、ベッド上安静の、動けない患者さんの身の回りにも配慮する。尿の管を入れている患者さんなら、うまく流れているか、きちんとたまっているかなども見る。

特に夜中は、その音や懐中電灯の光で、患者さんを起こしてしまうことがないようにも、注意しなくてはならない。

時には、眠れない患者さんの話し相手になることもある。わずか十分でもそこで足を止め、患者さんの話に耳を傾ける。たったそれだけのことでも、患者さんが安心感を得られて、眠られるようになる場合がある。

点滴に関しては、リーダーではなく、スタッフの仕事になってはいるが、一応、確認する。眠っているうちに、寝返りなどで管がからまって、針先につないであるところからはずれていて、シーツがぬれてしまうなど、よくあることだ。そんな場合、針の中で血が固まってしまい、点滴をやりなおさなくてはならなくなる。あるいは、傷口から出血していないかなど、ちょっと見落とすと、後で大変な目にあったりすることが案外あるものだ。

いつもいびきをかいて寝ている患者さんが、妙に静かだったりすると、思わず寝顔をのぞきこんで、寝息を確かめたり、またその逆もあったりする。ほんのささいな確認に、ふと、最悪な事態を想像してしまい、背筋がぞくぞくするような、緊張の一瞬を感じることもあった。

草木も眠る丑三つ時になると、さすがに形成外科の夜更かし常連患者さんたちも、みんなぐっすり眠っており、病棟はしーんと静まりかえっている。非常階段を示す緑色のライトが、くっきりと浮かびあがって見える。

今里看護婦は、ナースステーションから離れた、病棟の奥の病室から巡視を始め、最後の部屋へ回ってきた。その二号室は、若い男性患者さんが多い〝若者部屋〟である。部屋に入ってふと見ると、真ん中のベッドの、枕もとのライトが、あかあかとついている。だが、ベッドの主がいない。巡視を終えて、ベッドにいなかったのは、その十七歳の西成君だけであった。トイレをはじめ、ロビー（エレベーターホールの一角に、ソファやテーブルなどがあって、患者さんが休憩したり、時間外の面会に利用したりしている）など、病棟周辺も捜したが、彼はどこにもいなかった。

「……やばいっ」

今里看護婦は真っ青になった。申し送りでは、入院中の患者さんに、外出も外泊もなかったはずである。無断外出か、いや、もうこの時間になると、無断外泊である。準夜勤からの申し送り中に、病棟から外へ出た患者さんはいない。ロビーへ出るにも、非常階段をおりて行くにも、ナースステーションからは、はっきり見えるので、人の出入りは確認できるようになっている。申し送りを受けた後は、深夜スタッフの垂水看護婦も、点滴の見回りなど、あれこれと忙しいし、もしかすると、巡視中に出て行ったことも考えられる。準夜リーダーの生野看護婦に確認しようにも、彼女はすでに帰った後だった。生野看護婦は看護婦寮に住んでいるので、よほどのことがないかぎり、連絡のしようがなかったのだ。

今里看護婦は、ちょうどトイレに起きた、同室の患者さんを見つけて、それとなく聞いてみた。

「うーん、あいつなぁ……。そういや、夕飯、食ってから、ふらっと、どこかへ行ったような気がするなぁ。わしはそれから見てない。わしもあちこちしてたけどな。昼間は友達も来とったみたいやし、ひょっとして、それからおらんのかいな？　困ったやつやなぁ」

無断で、病棟あるいは病院を抜け出すというのは、ほんとうに困るのだ。状況によっては、不幸な結果になってしまわないかとか、いろいろと心配してしまう。仮に自殺するような人ではなくても、出た先で、事故に巻き込まれたり、傷が悪化したりすると、大変なことになる。告白してしまえば、患者さんのことも心配だが、わが身のことだって大切である。何かあった時は、病棟スタッフ側の責任問題になるからである。

この場合、準夜からいなかったらしいという患者さんの話があった。責任の所在を明確にすると、準夜帯の午前零時の巡視時に、確認ができていなければ、準夜のミスということになるだろう。とりあえず、いないものはどうしようもない。深夜帯での発見ということで、当直婦長と、病院の防災センターに連絡を取った。

一件落着後、始末書を書かされたのは、結果的に、確認ミスによる準夜リーダーの生野看護婦であった。しかし、状況や西成君についての説明など、責めたてられるように聞かれたのは、深夜リーダーの今里看護婦であった。

西成君は十七歳の男の子で、中学卒業後、高校へは進学せず、専門学校へ通っていた。左腕の瘢痕拘縮ということで、形成外科に入院していた。しかし、その瘢痕というのが、実は、入れ墨で、その入れ墨の除去のために、入院していたのである。

形成外科では、事故の傷跡などで、けがが原因で入れ墨になってしまう、外傷性刺青《しせい》という症例もあるのだが、西成君の場合は、健康な皮膚に〝入れた墨〟である。十五歳の時に、好奇心から、左腕の肩から肘にかけて、友人に入れ墨をしてもらった。ところが、今になって就職のじゃまになるらしいと聞き、消してほしいということで、形成外科外来を受診した。

西成君の入れ墨は、黒一色で、孔雀が羽を広げたような、思いつきではない、きちんとデザインされた感じの、大きい入れ墨だった。噂では、どこかの暴走族のマークらしい。

しかしながら、はっきり言って、入れ墨を消すなんて無理である。西成君の場合は大きさもあるので、火傷の跡みたいに見せてしまうしかなかった。だが、それでもいいという本人の了解のもとに、瘢痕形成術、削皮術、皮弁形成術、有茎皮弁植皮術という、入れ墨を消すというひと言のわりには、大がかりな手術が行われた。

そういう事情や、手術後の順調な経過などから、自殺というような不幸は、まず考えられず、患者さんの勝手な無断外泊という可能性が高い。しかし、それならそうと、きちんと確認しておかなくてはならないのだ。何かあった場合に、管理の仕方を問われることになり、病棟スタッフ側の首があぶなくなる。

幸いにも、その深夜帯では、重症患者さんがいなくて、病棟は静かでとても平和な夜だった。おかげで、今里看護婦は、この無断外泊の件に集中することができた。カルテを調べて、西成君の自宅にも連絡を取った。受話器の向こうで、蚊の鳴くような声が聞こえた。

「さあ……、どこにいるか、私にはわからないです。すみません。……すみません」

何とも頼りない母親の声である。両親の手にもおえないといった雰囲気が、電話を通して伝わってきた。防災センターの警備の人も、病院中を捜してくれたが、西成君はどこにもいなかった。結局、無断外泊ということで落ち着いた。とにかく、本人が事故にあわず、無事に病院へ戻ってくるのを待つしかなかった。


午前六時になり、病棟の電灯をつけた。起床時間である。今里看護婦には、もう西成君のことにかかわっている時間はなかった。四十七人ほどの全患者さんの検温にまわらなくてはならない。彼女のいつものやり方で、最後の二号室へ来たのは、もう七時近くになっていた。二号室に入り、ふと見ると、開けてあったはずの真ん中のベッドのカーテンが、ぴっしりと閉められている。

今里看護婦はつかつかと近寄って、

「失礼」

と、ひと言そう言って、カーテンをぱっと開けた。西成君が戻っていて、ベッドの上にあぐらをかいて座っている。ベッドサイドの椅子には、西成君と同じ年頃の男の子が、一人座っていて、二人でおいしそうにカステラをほおばっていた。西成君は平然として、ぶつ切りのカステラにぱくついているが、さすがに椅子に座っている彼は、今里看護婦を見て、ちょっときまずそうに、照れくさそうに、上目使いでぺこっと頭を下げた。

「君は誰？」

まず、今里看護婦は、見知らぬ男の子に声をかけた。

「あ、僕、友達です。こいつの」

「じゃ、君は今すぐに帰りなさい。今は面会時間ではないし、西成さんが無断で病院を抜け出したことは、君にもわかっているでしょうから、いつまでもここにいたら、君からもしっかりと、事情を聞かせてもらうことになりますよ」

今里看護婦は、冷静に、そう言った。

「あっ、はっはい。すっ、すぐ、帰ります。どっ、どうも」

友達と言った男の子は、あわてて、手にしていたカステラを丸飲みにして、飛ぶように病室を出て、帰っていった。

「怒ってんの？」

西成君はにやにやしながら、カステラを食べている。

「いつ、病院、抜け出したの？」

「えーと、夕方かなあ。夕飯、食ってから」

「誰かに言った？」

「ううん、誰も」

「どうして、言っていかないの？」

「そんなん、めんどくさい。それに、だめやって言うに決まっとる」

「だめかどうかは、傷の状態次第よ。よければ、先生がすぐに許可出してくれるから。ただ、入院している以上は、ちゃんと言ってからにしてくれないと、困るでしょ？　警備の人にも、病院中捜してもらったんだからね。たくさんの人に迷惑かけたじゃない。傷だって、急に出血したらどうするの」

「平気じゃん。大丈夫やったやんか。そないにかたいこと言わんかて、ちょっと外へ出ただけやんか」

西成君はカステラを食べながら、悪びれもせず、平然と言った。今里看護婦は、これ以上言っても無意味と思い、シャツの左袖を脱がせて、包帯を巻いた傷に異常がないことを確かめると、体温計をわたし、脈を取った。そして、

「はい、熱、測って。傷は？　出血はないようだし、痛みも大丈夫よね？」

と、形式通りの検温を済ませた。

今里看護婦は、深夜勤から日勤への引き継ぎを済ませると、その後、病棟婦長に事の詳細を報告した。

日勤帯において、主治医、婦長から延々と説教されたにもかかわらず、その日、午後二時の検温終了後、またまた西成君は、病棟スタッフの目をぬすんで、無断外出したのである。結局、そのまま帰ってくることはなく、連日の無断外泊になった。

翌日、両親を病院へ呼び出し、彼の荷物をまとめてもらい、とうとう、西成君は、本人抜きの強制退院となった。

看護婦いろいろ

人間の死については、不思議なことがたくさんある。その中でも特に、潮の満ち引きと因果関係があるのかどうか、その類の話はよく聞くところである。どんなに状態が悪くても、満ち潮に向かう時刻には、人間は死なないのだそうだ。そして、誰かが亡くなると、ほんの二、三日で、ばたばたと相次いで、他の人々も亡くなることがある。そういう時は、大潮の引いていく波に、みんなで仲良く乗っていくらしい。

かつて、飛行機事故も二、三件、不思議に続いたことがあった。トルコ地震の後に、台湾地震が起こった。これらは言ってみれば、起こってはじめて続いたと指摘することができる、結果論にすぎない。確かにそうなのだが、なぜ続いて起こったのか、誰も答えることはできない。事故や天災で亡くなられた多くの人が、次を引いていったのだそうだ。引かれる方は迷惑な話である。もちろん、人の死についての話は、どれも確たる証拠をもって、証明されているわけではない。人間の死と、潮の満ち引きについては、地球と月の関係で、引力などが生体に影響しているという、科学的な見方もあるらしい。

だが、昔からそのような話がいくつもある以上、人間の生死については、何らかの運命的な、神様とも言うべき（神様という言葉に代表されるような）大きな力が動いているのではないだろうか。神様かもしれない。引力かもしれない。いずれにしても、誰の目にも見えない、誰にもわからない、不思議な力である。その力こそが、人間の生死のすべてをつかさどっているのだ。

当病棟でも、脳外科や一般外科、内科のように、頻繁というほどではないにしても、やはり、病棟のベッドで、臨終を迎えられる患者さんも、何人かはいた。放射線科、次いで皮膚科が多く、すでに末期癌の手の施しようがない状態で、入院してくる患者さんが、そのほとんどを占めた。実は、この臨終という場面に、居合わせる看護婦と、そうでない看護婦が、歴然としている事実があった。理由は誰にもわからない。

豊中看護婦は、勤務に出てくると、患者さんが急変したり、緊急入院があったりと、忙しくなる傾向にあったが、患者さんの臨終に、恐ろしいほど立ち会った時期があった。病棟にも、やたら重症患者さんばかり入院してくるとか、大きい手術ばかり続くとか、時期によっては、そういう傾向が見られたこともある。人の死は予測できるはずがないのだが、その頃、患者さんが亡くなった時には、たいてい、豊中看護婦が勤務していた。日勤帯の場合だと、スタッフがそろっているので、そういう事態になっても、対応がスムーズにできるし、目立たないこともある。だが、夜勤帯になると、状況は一変すると言っても言い過ぎではない。限られたスタッフで、大変な思いをすることになり、どうしても目立ってしまうのだ。

毎月の看護婦の勤務は、個人の休みの希望なども取り入れて、病棟婦長が割りふって決めていた。看護婦一人に、平均で月八回くらいの夜勤(深夜勤あるいは準夜勤)があった。その夜勤で、ある時、家族もそろって見守っていた瀕死の状態の患者さんが、看護婦の交代時間になって、豊中看護婦が勤務で出てくると、まるでそれを待っていたかのように、亡くなってしまったことがあった。あまりにもタイミングよくそうなってしまうので、重症患者さんの主治医である医師たちは、思わず、豊中看護婦の夜勤にチェックを入れるということがあった。

そんな時期に、豊中看護婦が、特別休暇を含めて、約十日間休んだ後、久しぶりに出てきた準夜勤で、それまで落ち着いていた重症患者さんが、突然急変し、亡くなってしまったのである。病棟スタッフ一同、あらためて驚いたが、これには、豊中看護婦自身の方がびっくりしたようである。

明石看護婦は、霊感が強いらしい。看護婦になる以前から、不思議で奇妙な夢を見て、朝、目が覚めた時、思わず身震いするということがよくあった。しかし、明石看護婦は、それを利用して、霊能者になろうなどというタイプではなく、それらについては、もっぱら不気味がるばかりで、非常に恐れていた。関係あるのかどうか、明石看護婦の周辺で、いろいろと事件も起こるらしい。

最近、病院に隣接する看護婦寮で、病院の外来に勤務していた、十九歳の準看護婦が、麻酔に使う薬を密かに持ち出し、致死量を自分で注射して、自殺するという事件があった。まじめな彼女に、無断欠勤が二日続いたので同僚の看護婦が心配し、寮の管理人とともに部屋の鍵を開けて、ベッドで横たわって死んでいる彼女を発見した。その自殺した彼女の部屋は、明石看護婦の部屋の、斜め前の部屋だったのである。

「もう、気持ち悪くってー。私の部屋、一番奥やから、必ずあの部屋の前、通るねん。もう、たまらんわー。なんで、部屋の中なんかで自殺するねん。一軒家やないんやから、周囲の迷惑、考えてほしかったわ。また、体の調子が悪うなるかもしれん」

自殺事件からしばらくの間、明石看護婦は、しきりに嘆いていた。

明石看護婦は、以前、消化器外科に配属されていた。その頃から、よく臨終の場面に当たり、しばらくは決まって彼女の夜勤中だったことから、さすがに耐えきれなくなり、神社で御祓いをしてもらったという経験がある。その頃、頭痛がひどく、腰痛もあって、心身ともに不調だったのが、御祓いの後、ぱたっとよくなったそうだ。

自殺事件の後も、結局、明石看護婦は、近くの神社へ駆け込んで、御祓いをしてもらい、ひとまず、気分的にもすっきりしたようだった。消化器外科ほど、亡くなる患者さんが多くないにもかかわらず、当病棟でも当たってしまうので、今度は豊中看護婦も誘って、また御祓いに行ってこようかと考えている、明石看護婦だった。

さて、臨終の場面に当たらないと言えば、当たらない看護婦もいた。曽根看護婦もどちらかと言えばそうであったのだが、森宮看護婦もほとんど当たったことがなかった。臨終の場面に当たらないということは、知らないことと同じで、経験がないということになる。患者さんが亡くなった時の、看護婦としての対応の仕方が、彼女にはまるっきりわからなかった。たとえば、患者さんの処置、死亡診断書（書くのは医師）をはじめとする書類関係、葬儀社や車の手配といった、家族や付き添いの人への対応の仕方がわからず、森宮看護婦は、もう新人じゃないのだからと、不安におびえていた。処置の仕方などは、かつて看護学生時代に、人形を使って実習しているものの、事務関係については、就職した病院のシステムを覚えておくしかないのだ。簡単に練習するわけにもいかず、経験を積んでいくしかない。一応、手順はあったが、実際にやってみないと、なかなかうまくいくものでもない。悩める森宮看護婦に婦長が言った。

「死の場面に会わないなんて、すばらしいことじゃないの。患者さんが亡くなるのは、やっぱりつらいわねえ。とても前向きにがんばっていた患者さんとか、人生これからだというような、若い患者さんだったりすると、もう、ほんとうにつらいのよねえ。本人も気の毒なんだけど、残される家族もかわいそうだと思うわね。子供が亡くなったりすると、お母さんが、気が狂いそうに泣いてね、見ている看護婦だって、とってもつらいものよ。それに、家族がびっくりするほど冷たくて、すごくやりきれなくて、嫌な気持ちになることだってあるのよ。誰かが死ぬところを見なくてもいいなんて、人間としては、とってもいいことじゃないかしら。私はそういう方が幸せだと思うのよ。ずっと、看護婦していると、そのうちに嫌でも死の場面に立ち会うことになるわよ」

森宮看護婦は、もともと宗教に興味を持っていたこともあって、自分の白衣のポケットに、手のひらにすっぽりおさまるくらいの、小さな般若心経を入れていた。彼女は般若心経を読まずに、すらすらと暗唱することができた。病棟スタッフは、仏様の力は大きいなどと言って、臨終に会わない森宮看護婦をからかったりした。

その森宮看護婦の、ある準夜勤務で、肝臓の末期癌ではあったが、状態は安定していた放射線科の岸辺さんが、突然、吐血して容態が急変したのである。急遽、大部屋からナースステーションの隣の観察室へ、ベッドごと移動して、大がかりな救命措置がとられた。何とか助かったものの、予想もしなかった出来事だけに、てんやわんやの準夜勤務を、森宮看護婦は必死の思いで、深夜勤へ引き継いだ。

しかし、深夜勤、日勤と、時間の経過とともに、岸辺さんの状態はどんどん悪くなり、急変から丸一日たった翌日の、森宮看護婦の準夜勤務中に、岸辺さんはとうとう亡くなってしまったのである。

前日の準夜勤の相棒が、〝よく当たる〟伊丹看護婦だったのだが、翌日の遅出勤務も、実は、伊丹看護婦だったのである。時間的に、伊丹看護婦の勤務が終わらないうちに、岸辺さんは亡くなられて、手慣れた（?）伊丹看護婦のおかげで、臨終後の岸辺さんの体を、きちんと整えてあげることができて、森宮看護婦はほっとした。

森宮看護婦は、準夜勤のリーダーとして、マニュアルと格闘しながら、入院患者死亡時の諸手続きを行った。岸辺さんのそばで、ずっと付き添ってきた人に、葬儀社の手配をどうするか尋ねた。家族が動転していて何も決められない時などは、一応、病院の方から、葬儀社を紹介することもできるようになっていた。岸辺さんの家族に一番近い友人と名乗ったその男性は、穏やかに答えた。

「大丈夫です。それらすべての手配は、こちらの、私どもの教会の方でいたしますので、けっこうです。どうもありがとうございます」

「教会？」

森宮看護婦ははっとして、あわてて岸辺さんのカルテにある看護記録を見た。

〝信仰する宗教　キリスト教〟

〝職業　牧師〟

「あっ、気がつきませんで、失礼いたしました」

「いいえ、とんでもない。こちらこそ、お世話になりまして、ありがとうございました」

その男性は、深々と頭を下げて、ていねいに礼を言った。亡くなった岸辺さんは、教会の牧師で、敬虔なキリスト教徒だったのである。

仏様の力が及ばなかったのも、無理はなかった。病棟スタッフは、伊丹看護婦が勤務していたことと、患者さんがキリスト教徒で、般若心経には関係ないことをあげて、森宮看護婦はやはり当たらない看護婦なのだと、再認識することとなった。

その伊丹看護婦と、堺看護婦と、放射線科の守口医師の三人がそろうと、ほぼ確実に当たるという時期があった。もちろん、患者さんが亡くなることより、三人の勤務がそろうことの方がはるかに多かったので、言い方としては、患者さんが亡くなった時に、必ず三人が勤務しているという方が正しい。やはり、夜勤帯にドタバタすることが多く、目立つことは確かだった。

　朝のナースステーションで、患者さんのネームがないことに気づく。

「え？　放射線科の茨木さん、昨日、亡くなられたの？　準夜ナースは誰やったの？」

「伊丹さんと堺さん」

「おーっ、もしかして、当直って……」

「そう、守口先生でーす」

「やっぱりー」

　そういう会話が、何度か聞かれた。放射線科の患者さんが、相次いで四人も亡くなられたのである。いずれも、その伊丹、堺、守口の三人がからんでいた。病棟で、〝放射線科の魔のトライアングル〟と、呼ばれた時期である。

「まあ、そういう時期なんやろうなあ。おれの当直の時に、伊丹さんか堺さんの、どっちかがいてるだけでも、急変とかいろいろ必ずあるんや。それで、二人が同時にいてると、相乗効果が出て、一気にパワーアップされて、結果的に、患者さんを見送ることになってしまうんや」

　守口医師は〝魔のトライアングル〟を説明し、まるで冗談のように、事実を語った。

準夜勤務で、出勤してきた堺看護婦は、先に来ていた伊丹看護婦を見つけた。

「きゃー、そうやった。また、あんたとや。忙しい夜になりそうやな」

「あんたで悪かったな。で、知ってる？　放射線科の当直、守口先生やて」

「えーっ、それ、ほんま？　今夜こそ何事も起こらんよう、たのみたいもんやわ。私は、早う、トライアングルからはずれたいねん」

「それはお互いさまや。万が一のために、できることは今からやっといた方がええわ」

「そうやな。夜の巡視、倍に増やそかな」

堺看護婦と伊丹看護婦は、看護専門学校からの同期生である。仲のいい二人は、さっそくてきぱきと仕事に取りかかった。


守口医師と、伊丹看護婦あるいは堺看護婦の、二人のどちらか一人というように、急変のパターンも存在していた。豊中看護婦や今里看護婦もそうであった。患者さんの臨終には関係なく、その看護婦が勤務していると、やたら忙しいという看護婦である。

緊急入院や緊急手術があって、バタバタするのは、日常茶飯事的なことである。ある程度、対応に慣れてくると、時間内の仕事量が増えるだけなので、体だけがとにかく忙しいということになる。ところが、仕事はともかく、ものすごく緊張する瞬間を伴う出来事が、たまに起こったりする。

ある時、病院で患者さんが飛び降り自殺する事件が起こった。すぐさま、入院中の全患者さんを、各病棟で確認するように指示が出て、仕事どころではなくなったことがある。自殺した患者さんは、たまたま他の病棟であったが、形成外科や皮膚科の患者さんは、うろうろしていることが多く、なかなか所在の確認ができず、冷や汗たらたらの婦長と日勤リーダーであった。

また、ある日、エレベーターホールで、患者さんがナイフを振り回して、騒然としたことがあった。精神科の患者さんかとのんびりしていたら、実は、形成外科の患者さんだった。顔面血管腫の患者さんで、強い劣等感を持っていたのだが、それが突然、爆発したかのように、そういう行為に走ってしまったのだ。あわてて、主治医をはじめ、病棟スタッフが何人か出て、必死の説得にあたった。

ある時、形成外科に入院していた、三本の指の完全切断で再接着術後の患者さんが、一本の指のなおり方が悪いと教授にかみついて、裁判かという事態にまでなったことがあった。病院上層部からどういう指令があったのか、とにかく、その患者さんの情報が、すべて極秘扱いになった。とは言っても、いざこざは、患者さんが退院してから発展したので、ナースステーションには、その患者さんに関するものは何もなかったが、入院中の情報を、決して外部へもらすことがないよう、厳戒態勢がとられたのである。結果的には、裁判には至らなかったが、わずか数日だったとはいえ、その間、やはり病棟全体に張り詰めた空気が漂い、ナースステーションはどこかピリピリしていて、緊張感があった。

この神経をすり減らした、精神的にきつかった事件の、いずれの場面にも現場にいたのが、今里看護婦だった。

もちろん、日勤帯のことばかりなので、病棟スタッフも人数がいたし、偶然と言えばそれまでである。しかしながら、臨終にも当たらない、きわめて平和な勤務を過ごしてきた森宮看護婦は、いざ裁判事件の時、長期休暇を取っていて、厳戒態勢をまったく知らぬままに、明るく病棟に戻ってきたのだった。病棟というところは、いつも予期せぬ出来事に満ちているものなのだ。病棟スタッフは、少しの油断もできないのである。

生野看護婦は、病棟スタッフから〝出血の生野ちゃん〟と呼ばれていた。文字通り、患者さんが出血を起こして、大騒ぎになった時にかぎって、いつも生野看護婦が勤務しているのである。生野看護婦の勤務中に、患者さんが出血するのである。

形成外科の上腕完全切断で、再接着術後の患者さんが、かろうじてつないである動脈から三回出血して、緊急手術を受けることになったのだが、生野看護婦は、その出血に二回遭遇した。海綿状血管腫の患者さんも、一度、大出血を起こしたことがある。深夜帯での午前四時、巡視時にもうろうとしている患者さんと、傷口から噴き出している血と、真っ赤に染まった創部を、生野看護婦が発見した。彼は即座に緊急手術となって、一命を取りとめた。さらに、繊維性骨異形成症の患者さんが、腫瘍からしたたり落ちる出血を訴えたのも、生野看護婦の深夜勤務中であった。

もちろん、たまたまの偶然かもしれない。だが、あまりにも出来すぎていて、怖い気がしないでもない。生野看護婦はもとより、なぜそうなるのか、なぜそうなってしまうのか、誰にもわからない。

出血の可能性がある患者さんを受け持った医師は、誰が言い出したわけでもないが、暗黙の了解のように、生野看護婦の勤務を注意しているようだった。夕方になって、帰りかけた形成外科の高槻医師は、ふと、引き継ぎ後の生野看護婦を見た。

「……ひょっとして、今日の準夜って、生野さん?」

「はい、そうです。何か?」

「いや、何でもない。……おれ、帰ろうか思ったけど、やっぱりいてるわ。また、出血したらやばいもん。おれの今の受け持ち患者さんって、誰が出血しても不思議やない人ばっかりやねん。頭、痛いわ。カルテの整理でもしてよーかな」

それを聞いた生野看護婦は、にっこり笑って言った。

「先生、帰られても大丈夫ですよ。当直の都島先生、いてはるし、それに、私の場合、患者さんの出血はありますけど、その大出血しはった患者さんが亡くなられたことは一度もありませんから、大丈夫ですよ」

生野看護婦の横で、当時大当たりだった豊中看護婦が、ぼそっとつぶやいた。

「悪かったわね。どうせ、私はいつも見送ってしまいますよー」

当たり前の話だが、看護婦は、患者さんが元気で退院してくれることが、一番だと思っている。患者さんの急変もないことが、何より嬉しい。誰もがそう願っているのだが、どういうわけか、そういった場面に選ばれることがよくある。もちろん、長く仕事を続けていると、たくさんの場面に出会うわけで、必然的に当たる確率も上がってくる。しかし、わずかな時間だと、確かに偶然なのだが、偶然だとは思えないことがある。そんなこともあるのだ。

病院には、摩訶不思議な何かが、たくさん存在している。

不自然な傷

京橋さんは五十五歳の男性で、瘢痕拘縮の修正術を受けるため、形成外科に入院してきた。瘢痕となった傷は、一年前の交通事故によるもので、京橋さんの額に、横にまっすぐの、まさしく真一文字の傷であった。

患者さんが病棟に入院してくると、その時の担当看護婦は、病棟の説明などオリエンテーションの他に、入院時の状態をはじめ入院までの経過や既往歴などを、患者さんから聞いて看護記録として記載しなければならない。経過や既往歴については、すでにカルテに書かれている場合があったり、外来で入院日時が決まると、あらかじめ患者さんに用紙を渡しておき、患者さん自身が書き込んで持ってきてくれることもあり、わかっていることは確認する程度に済ませ、手間を省く。その方が患者さんにとっても、楽なはずである。

その日の入院患者さんのうち、京橋さんの担当は塚口看護婦だった。さっそく彼女は、京橋さんからいろいろと話を聞くことにした。京橋さんの額の傷は、単なる交通事故では、ちょっと納得しかねるような、堂々とした真一文字の美しい（?）傷だった。どのようにして事故を起こせば、横一本のきれいな傷になるのか、傷の原因については非常に興味があったのだが、京橋さんの雰囲気から、塚口看護婦はそれを聞くことができなかった。すでに過去のことであり、交通事故として、カルテに記載されている以上、確認のために聞く一言が、塚口看護婦には精一杯だった。聞かねばならないことは、それ以外にもたくさんあった。

連絡先の確認から始まって、順次スムーズに進んでいったが、塚口看護婦が、京橋さんに職業をたずねた時、彼は思わず沈黙してしまった。不思議に思いつつ、彼女は再び聞いた。

「……？　あのー、お仕事は？」

「うーん……。そうやなぁー……」

京橋さんはじっと天井を仰ぐようにして、考え込んでいる。しばらく考えて、

「そうやなぁ、自由業とでも言っとこうか」

と、言った。自由業と言っても、建設関係とか、商売とか、デザインや芸術といった、いろいろな分野がある。

「自由業、ですか。どういう関係の？」

「どう、と言われても、自由業は自由業や」

「はあ……」

塚口看護婦は、まだ白衣もぴかぴかの新人看護婦である。京橋さんにすれば、自分の娘と、さほど変わらないくらいの年頃である。京橋さんは塚口看護婦を、横目でちらっと見た。

「まあ、あんたにはわからんことや」

塚口看護婦はピンときた。この人はやくざかもしれない。交通事故というのは、表向きの原因かもしれない。威圧感のある、何やらえらそうなふてぶてしい態度は、いかにもそれっぽいではないか。塚口看護婦は、それ以上は追求せず、職業の欄に自由業と素直に書いた。

京橋さんは、筋肉質タイプのがっちりした体型で、俳優なら悪役がぴったりという感じの、強面のおじさんだった。しかし、見かけはともかく、看護婦の説明に対しては、面倒くさがったりもせず、一応、好意的な態度で聞き入れてくれていた。

ところで、京橋さんは、両肩から左右上腕にかけて、花模様の入れ墨をしていた。赤や青の色とりどりの、まさしくカラーの美しい入れ墨だった。桜吹雪ではなかったが、まるで遠山の金さんばりに、なかなかきれいで見事な入れ墨であった。彼は血圧が少し高めだったので、毎朝測定していた。その時間には、たいていまだ寝ている彼のところへ行って、腕をかりるのだが、寝衣がちょっとはだけて、入れ墨が目に入ると、思わず緊張してしまうほどであった。

入院目的である、額の傷の瘢痕拘縮修正術も無事に終了した。何の問題もなかったが、京橋さんの傷については、手術に立ち会った医師も、他のスタッフも、おそらく、刀傷にまちがいないとささやきあった。額に真一文字にある不思議な傷である。交通事故の傷にしては、あまりに一本だけがくっきりときれいすぎるのだ。

その不思議な傷と、立派な入れ墨、詳しく言いたがらなかった、自由業という職業などを考えてか、京橋さんはやくざに違いないと、病棟スタッフ間に噂が広がった。京橋さんは、同室の患者さんとも、特に親しく話すこともなく、入院中は孤独に過ごしていたようであった。

京橋さんは、術後感染もなく順調に経過し、抜糸を済ませて無事退院された。その後の話によると、やはり、彼はやくざのある組の親分さんだったようだ。だからというわけでもないだろうが、退院後、彼は入院費を支払わず、踏み倒して行方をくらましたらしい。病院側としても、見逃すわけにはいかないと必死で捜したのかどうか、数ヶ月たってようやく居場所をつきとめた。なんと、京橋さんは刑務所で服役中だったのである。

京橋さんの傷は、交通事故によるものと言われて、すぐには納得できないような、不思議な傷跡だったのだが、もう一人、納得できない傷をおった患者さんが、病棟へやって来た。

その日、午後になって、救命救急センターから当病棟に転棟となった、形成外科の吹田さんである。彼は二十二歳の男性で、前日の夜中、正確にはその朝、救急車で搬送され緊急入院となり、即、手術を受けた。手術後、状態も安定しているし、救命救急センターにいる必要はないので、落ち着いたところで、すぐに病棟に移った。

吹田さんの診断名は、左手第五指（小指）完全切断である。手術はもちろん、指の再接着術が施行された。吹田さんは調理師で、夜中の午前零時三十分頃に、調理場で野菜を切っていて、誤って指も切ってしまったということだった。しかし、誰が見ても、そうは思えない不自然な傷だったので、実は、指を〝つめた〟のではないかという噂が、病棟スタッフの間に飛び交った。

夜中に仕事場で野菜を切るというのも、何やら嘘くさいが、近頃は、二十四時間営業のレストランもあるので、百歩ゆずっていいとしよう。問題は指が切れた位置である。左手の小指の先をかすったわけではない。第一関節のところを、すぱっと完全切断しているのである。

プロの調理師が、どうして小指だけを、しかも関節からすっぱりと切ってしまうだろうか。包丁を使う場合、左手の基本（右ききの場合）は、〝猫の手〟である。小指一本出して、物を押さえるというのは、指を切ってくださいと言っているも同然ではないだろうか。しかも、詳しく聞いたところでは、キャベツの千切りをしていたというのだ。肉、あるいは同じ野菜でも、かぼちゃと言えばわからないでもないが、キャベツを切っていく包丁裁きで、成人の男性の骨ごと小指が切れるものだろうか。疑問は疑問を呼び、噂はどんどん広がった。

ある日、とうとう誰かが吹田さん本人に、直接聞いたらしい。

「あっはっはー。そんなこと、ありませんよ。みんな、そういう話は好きやねんなぁ」

と、吹田さんは、笑って否定したとかで、はっきりしたことは、結局わからなかった。

受傷したいきさつについては、はっきり言ってこの際、どうでもよい。看護する病棟スタッフとしては、吹田さんの傷の状態が、一番大切な問題である。いずれにしても、包丁もしくは鋭い刃物なので、切断面、つまり切り口が非常にきれいで、吹田さんの再接着術後の状態は、きわめて良く、順調に経過した。

ところで、切断された傷口というのは、やはりきれいにこしたことはない。きれいな切断面ほど、うまくつながってくれる。これは、一般的に見ても、何に対しても同じようなことが言える。たとえば、りんごを半分に切って、再びあわせても、切り口がまっすぐできれいな切り方であれば、一個のりんごに見える。しかし、押しつぶすように、二つに割ったものをあわせても、まともな一個のりんごには見えないはずである。腕や指も同じだ。

交通事故で引き裂かれたような傷では、血管も神経もぐちゃぐちゃで、どうにもならない場合が多いものだ。傷口がめちゃくちゃなうえに、砂や土で汚れていると、さらに条件が悪くなり、最悪である。洗浄しているうちに、鮮度がどんどん落ちてきて、つながるものもつながらなくなってしまう。そういうこともないとは言えない。

吹田さんは、明るくてちょっと軽い感じの、ごく普通の青年で、入院中に関しては、何の問題もなかった。しかし、何日かたって、吹田さんのところへ、黒い背広を着て、昼間の病棟でもサングラスをかけた、二人の男性が面会にやって来た。そして、入院中の普段の姿からは想像もできないような、神妙な顔で、黒スーツの男性に頭を下げている吹田さんの様子をうかがうと、指をつめさせられたというのは、まんざら嘘でもなさそうな印象を受けた。

やくざな話ではなくても、つじつまがあわないような原因の傷もある。池田さんは二十一歳の男性で、右手関節不全切断後で、形成外科へ入院となった。〝後〟というのは、受傷後、傷はなおったが、手首の動きが悪くなったというものである。今回、その動きの悪くなった手首を、なんとかしてほしいということで、入院することになった。

池田さんはすらりと背が高く、目鼻立ちの整ったハンサムな青年だった。だが、入院時の彼は笑顔もまったく見られない、暗い陰をおとした、ちょっと異質な雰囲気の持ち主であった。その冷たい無表情な感じが、池田さんの端正な顔をきわだたせ、京橋さんが悪役なら、池田さんはニヒルな二枚目俳優といった感じである。

手首の受傷の原因は、ペーパーナイフによるものということであったが、どのようにしてこんな傷になってしまったのかなど、具体的なことは、カルテにもいっさい書かれていなかった。実にあいまいな点が多かった。

入院時に、看護記録として記載する情報を、池田さんから聞いた時も、オリエンテーションとして、病棟の案内をした時も、池田さんは聞かれた必要なこと以外は話さず、無口で、厳しい目をしていた。池田さんのそんな雰囲気からも、手首の傷が、自殺未遂によるものではないかと容易に想像できた。ペーパーナイフというのも、不思議な感じがするが、おそらく十中八、九、自殺企図による傷とみてまちがいないだろう。想像で話すことはよくないのだが、なぜか、誰も注意することもないままに、病棟スタッフの間では、そういうことに落ち着いてしまった。

そうなってしまうと、今度は、看護婦としては、池田さんの精神面に対する援助というべき看護が、いくらか必要になってくる。医療従事者側の心ない一言に、不幸を重ねてしまうことだって、ないという保証はどこにもない。

入院前の予定では、池田さんは六人の大部屋に入るはずだった。しかし、緊急入院などで、ベッドコントロール(新しく入院して来る患者さんをどの病室へ入院させるか、性別やその他を考慮して決めることをベッドコントロールと言っていた)ができず、二人部屋になってしまった。だが、それでよかったかもしれないと、とりあえず、そのまま様子を見ることになった。

池田さんの手術は、右手をきちんと動くようにするために、腱形成術、神経吻合《ふんごう》術、皮弁形成術が行われた。

入院してからしばらくの間、池田さんはほんとうに暗かった。ちょっとインテリ風な顔つきで、近寄り難い雰囲気があった。しかしながら、病棟に慣れてくると、次第に、ごく普通の青年に戻ってきた感じで、医師、看護婦をはじめとして、他の患者さんとも少しずつ打ち解けるようになってきた。もっとも、お互いに、傷の原因を深くさぐるようなことはしなかった。病棟スタッフは、もう自傷だとしていたし、池田さんもそう思われていると感じ取って、わかっていただろう。

ある患者さんが、しみじみと言われたことがある。形成外科や皮膚科というところで入院していると、誰にでも見えて、わかってしまう大きい傷や病気を、生まれながらに持った人がいることをあらためて知った。その人たちは、子供の頃からずっと、大変につらい思いを耐えてきたのだろうなと考えると、ささいなことに悩んでいる自分が、アホらしくなってくる。自分の悩みがいかに小さなものであるか、見せつけられる。世の中には、こんなにつらい思いをしながら、一生懸命にがんばっている人がいるんだとわかると、自分もがんばらなくてはと思う。池田さんも、もしかしたらそう感じたかもしれない。

やがて、池田さんは、同じ頃入院していた女性患者さんと知り合った。彼女は池田さんよりも二歳年下で、交通事故で受傷した顔面骨骨折のため、形成外科に入院していた。池田さんと彼女は意気投合し、二人を中心に入院中の若者ら四、五人が歩いているのを、よく見かけるようになった。

池田さんと彼女は、ほぼ同時期に、無事退院された。その後、ナースステーション宛に、一枚の写真が送られてきた。旅行先で一緒に写した、池田さんと彼女の写真だった。

「おっ、やっぱり、あの二人は付きあいよったんか」

ナースステーションの隅の、休憩室においてあった写真を見て、池田さんの主治医だった住吉医師が、思わずつぶやいた。何にしろ、池田さんが余分な傷を作って、また入院してくるようなことがなければ、喜ばしいことである。ここでのスタッフたちは、退院した後々のことまでは、看護できず、責任は持てないのだ。池田さんが自分で生きがいを見つけて、楽しく過ごしてくれるにこしたことはない。

じっと写真を見ていた住吉医師が、ふと、言い出した。

「だいたい、池田君のように、切り方も知らんと自殺しようとしても、そううまくはいかんのや。ああいうのは、痛い思いをするだけで、死ぬことはできへんし、後で手が動かんようになって困るだけや」

「へえ？　そうなんですか？」

「池田君は考えんと切ってるから、腱を切りつけてるだけなんや。腱は切っても痛いだけで、絶対、死ぬことはない。それに機能不全おこして、後遺症が残るだけなんや」

「なるほど」

「ほんまに死にたかったら、この動脈を切らなあかん。何をする場合でも、一番ええ場所いうところがあるんや。手首にやって、目的に応じた切る場所いうもんが、ちゃんとあるんや」

看護婦たちの、午後のわずかな休憩時間は、住吉医師によるもっとも合理的な自殺の仕方の講義で、話が盛り上がったのだった。

人は見かけによらぬもの

皮膚科の鷹取医師は、こう言ってはなんだが、はっきり言って、変態じみた好色男である。

「若い（もちろん女の）子、大好き」

と、堂々と公言してはばからず、まるで、それを聞いた人の反応を楽しんでいるかのように、嬉しそうににんまりと笑った。もちろん、ナースステーション内での内輪話であって、患者さんの前での鷹取医師は、決して変態のそぶりは見せていない様子だった。

好色なだけあって、と言うべきなのかどうか、噂では、鷹取医師の女性への接し方が抜群で、女性キラーの異名を取っているらしい。鷹取医師が女性を口説いている現場を横で聞いていると、思わずため息が出るほど感心し、弟子にしてもらいたいと尊敬の念を抱いてしまうということだった。確かに、鷹取医師は少なくとも看護婦（あくまで女性であって、看護士にではない）に対しては、優しいところがあった。先輩看護婦から注意されて、しょんぼりしている看護婦を見ると、さりげなくなぐさめてやる。そのタイミングがまた絶妙で、文句のつけようがなかった。ごく普通の日常会話の中でも、優しいというか、甘いというか、とにかく女心をくすぐるような、何気ないひと言を、さらりと言ってのける。そういうほんのささいなことなのだが、鷹取医師が、今まで、何人もの女性を泣かせてきたことが、容易に想像できた。もしかすると、彼なら泣かせることなく、うまく女性を丸め込んで（？）、別れてきたかもしれない。まさに、そういう雰囲気だった。

しかしながら、ナースステーションにいるかぎりでは、さすがに神聖な職場とあって、看護婦を本気で口説いているという感じではない。ナースステーションでの鷹取医師は、決してかっこいいプレイボーイではなく、ただの変態じみたスケベなおっさんでしかなかった。

ナースステーションで、必死で看護記録を書いている看護婦の隣に、すすっと近寄ってきて、

「なあ、おっちゃんと、遊ぼうー」

と、声をかけてくる。

「今晩、おっちゃんと、大人の遊び、一緒に楽しもうやないか。なあ、なあ」

その声を聞くと、もう、がくっときてしまう。〝おっさん〟ではなくて、自他ともに認める〝おっちゃん〟というところが、鷹取医師なのだ。ねばっこさといやらしさを思いっきり込めて、〝おっちゃん〟と、自分でそう言っているのだから世話がない。しかも、まともに答える看護婦がいないのを、しっかりわかっていながら、鷹取医師は声をかけて、そして、けらけらと嬉しそうに笑って、明るく去って行くのだ。

「なあ、今夜、おっちゃんと遊んでみんか？　気持ちええこと、しようやないか。楽しいで。わからへんのやったら、おっちゃんが、手取り足取り、優しいに教えたるでー。な？」

鷹取医師から、そう声をかけられた新人の尼崎看護婦は、思わずこぶしを握りしめて、天井に向かって叫んでしまった。

「どうして、あんな男が、医者なんてやってるわけーっ？　医者としての尊厳とか、誇りと

か、どうなってるのっ？　情けないっ。点数だけで、ホイホイ、免許渡してたら、日本の患者さんは救われないわっ」

若い希望あふれる白衣の天使には、ちょっと、刺激が強すぎたかもしれない。

「あまりに悲しい現実やわ」

そこへいくと、ベテランの平野看護婦は落ち着いたものである。

「まあね、あれはひとつの趣味やと思えばええねん。公私ばっちり分けてるみたいやから、病棟でも問題とかは全然あれへんし、あれで、患者さんにはまじめですごく優しいから、人気もあるんやで」

「当たり前ですっ。一度でも、患者さんに手、出して、問題あったら、懲戒免職ですっ」

「あははは、それはそうや。まあ、世の中には変わった趣味を持ってる人、いっぱいいてるから、気楽に考えんと尼崎さんが疲れるだけやで。話してたら、おもしろいよ。年、いってるだけに、いろんなこと知ってるしな。退屈しのぎにはええ思うねんけど」

社会へ出て何年か過ぎると、荒波にもまれて、人間は丸く成長していくものなのだ。

ところで、毎日の仕事に、おしぼり作りがあった。お風呂に入れない患者さんの、体を拭くためのタオルを、沐浴剤を少し入れた水で湿らせて、前もってたたんでおく。たいていは、時間的にゆとりがある午後になってから、寺田看護助手がしていた。手のあいた看護婦も手伝っていた。こういう何でもないことも、いわば、裏方の大事な仕事のひとつである。

ある日、寺田看護助手と、早出勤務の曽根看護婦が、処置室のテーブルで、おしぼり作りを始めた。ちょうど皮膚科の午後の処置が終わった後で、最後の患者さんが処置室から出て行くと、時間があったのか、鷹取医師もテーブルについて、おしぼりたたみを手伝い始めた。

「なあ、寺田さん、今晩、遊ぼう」

さすが、皮膚科の女たらし、しっかりと寺田看護助手の隣に座って、おしぼりを器用にたたみながら、声をかけた。寺田看護助手は、落ち着きはらって、にこにこしている。

「そうやなあ、そんなこと、急に言われてもなあ。私には、愛する主人がおるしなあ」

医師を除けば、二十人余という病棟スタッフがいたが、病棟事務の二人と、婦長と寺田看護助手だけが、妻帯者ならぬ夫帯者で、子供もいる家庭の主婦だった。

「ええやないか。なあ、遊ぼうや。なあ、二人で楽しいこと、しようや」

「まあ、先生ってば、寺田さんにまで、そんなこと言うてたのー？　知らんかったわ」

処置後の片付けを終えて、一緒に手伝い始めた枚方看護婦が、半分あきれたような顔で言った。

「そうやねん。私、誘われても困るんよー、ふふふ」

寺田看護助手は、いかにも楽しそうに笑いながら、おしぼりをせっせとたたんでいる。鷹取医師が、隣の曽根看護婦に耳打ちするように言った。

「わし、ほんまは誰でもええねん」

「まあー、先生、聞こえたよ。誰でもいいやて。何てこと言うんやろうなあ。いくら私にでも、それはあんまり失礼というもんやで、先生」

「ごめん、ごめん。嘘や、嘘や」

鷹取医師はいくつかおしぼりをたたんで、けらけらと笑いながら、処置室を後にした。

「ほんま、口も上手やけど、おしぼりも上手にたたんでるわ」

思わず、曽根看護婦が、そのたたんであるおしぼりを手に取って、しみじみと見た。寺田看護助手がにこにこして付け加えた。

「そうなんよ。あの先生は、あんなこと言うてるけど、時々、手伝ってくれるんよ。そうやな、やっぱり、鷹取先生が一番上手やなあ。いつもきれいにたたんでくれてるわ」

あまりにおおっぴらに、あっけらかんとしているので、変態じみているとはいえ、新人看護婦などでは、どこまでが事実で、どこまでが冗談の世間話なのか、よくわからない、不思議な医者であった。


鷹取医師は、ハンサムとはちょっと言いがたい、三十代後半の中年独身男性である。確かに、おっさんで年は取っていた。しかし、身分としては、実は、まだ二年目の研修医だったのだ。医学部に入学したのが、遅かったからである。では、それまでいったい何をしていたかというと、鷹取医師は、なんとかつては美容師だったのである。しかも、フランスはパリへ留学し、本格的に技術を習得したというから驚きである。

ある時、はるばるイランから、皮膚科に入院してきた患者さんがいた。その患者さんが、初めて外来受診した時に、何語が一番話せるかということで、鷹取医師がわざわざ医局から呼び出されて、本場で鍛えたフランス語会話をためしたということもあった。（鷹取医師の、女性へのアプローチは、フランス仕込みかもしれない）

ある日の午後、処置室で、一人の患者さんが椅子に座っていた。皮膚科に入院している野田さんである。五十三歳の男性で、尋常性乾癬《かんせん》で、頭部にかなり乾癬があり、軟膏処置の他に、一部消毒もしている状態だった。野田さんは、主治医である鷹取医師を待っていた。

しばらくして、処置室のドアが勢いよく開いて、鷹取医師が入ってきた。

「いやあ、お待たせしました」

「いえいえ、私は部屋からここへ来ただけですから。先生の方こそ、忙しいのに、わざわざ時間を作ってもらってすみません」

さっそく、野田さんが座っていた椅子の下に、ビニールを敷いた。処置室で片付けをしていた看護婦たちは、いったい何事かと注目して見ていた。鷹取医師は、その辺から適当に処置用のハサミを取った。野田さんが持ってきていた櫛を受け取ると、そのハサミと櫛で、野田さんの散髪を始めたのである。

「髪の毛が伸びてきて、どうしようかと思っていたところなんです。今は傷がひどいから、どこでもしてもらうというわけにはいかないし。でも、先生にしてもらうと、ほんまに安心ですわ」

ハサミと櫛を器用に使う、鷹取医師の鮮やかな手付きは、まさしくプロのもので、美容師だったという話が裏付けされた。そこにいた看護婦も、思わず片付けを忘れて、しばらく鷹取医師のプロの技に見入ってしまった。

鷹取医師は、担当の患者さんの頭に傷があったりすると、主治医として、時間さえ許せば、散髪もしてあげているようだった。特に、女性患者さんだったりすると、鷹取医師の時間と、患者さんの病状によってではあるが、シャンプー付きになったりすることもあったようだ。

美容師だったと言われてみれば、鷹取医師自身のヘアスタイルも、いつもきちんと整えられていた。同じ皮膚科医でも旭医師などは、寝癖はあるわ、いつ散髪したかもわからないような、ほったらかしの印象があったが、鷹取医師は、さすがにヘアスタイルに関しては、手入れが行き届いている感じだった。それもそのはず、気になればいつでもどこでもすぐに、自分でカットを施すのである。医局でも、ふと、鏡をのぞいて、自分の机の引き出しから、やおらハサミと櫛を取り出し、カットする。さすがに、自分ではどうにもうまくできない後ろの方になると、医局の秘書嬢にハサミを持たせ、鏡を見ながら自分で髪の毛を整え、

「次はここや。一センチや、一センチやで」

と、具体的に指示を与えて、彼女に切ってもらうのだそうだ。

とにかく、鷹取医師はもともと手先が器用なのだろう。器用さにかけては、皮膚科医の中でも一番らしい。特に、ハサミを持たせるとその技術は天下一品で、手術になると、見事にそれが生かされるらしい。手術を施す箇所の細かい面倒な部分も、ちょんちょんちょんと、ハサミ裁きは最高で、きれいにやってのけるということだった。

鷹取医師は、美容師から転身、医学部へ入り、美容の医学を追求する思いから、皮膚科へ入局したのだそうだ。

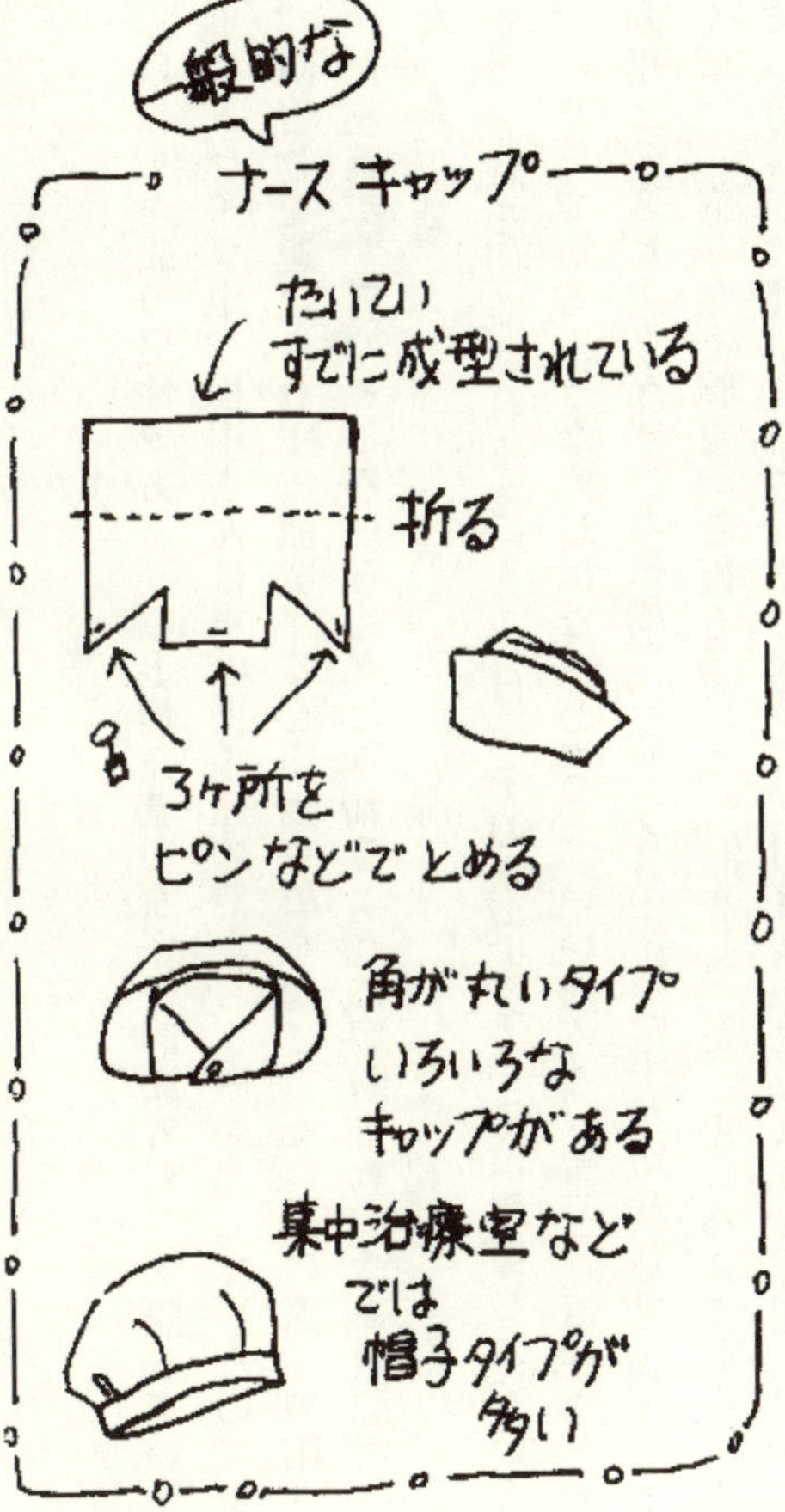
一般的な
ナースキャップ
たいてい
すでに成型されている
折る
3ヶ所を
ピンなどでとめる
角が丸いタイプ
いろいろな
キャップがある
集中治療室などでは
帽子タイプが
多い

事故の後

梅田さんは二十一歳の男性である。左上腕完全切断で、形成外科へ入院していた。友人の運転する車でドライブ中、梅田さんは車の助手席の窓から、腕を出していたのである。その時、車が、障害物を避けきれずに激突するという事故を起こした。その際、梅田さんの窓から出していた左腕が、肩のところからもぎとられるように切断され、救命救急センターへ緊急入院となった。

交通事故で、腕を切断されるというのは、その状況をすぐには想像しにくいものである。ちょうど、ハサミで切るような感じになると考えていいだろう。車と、電柱などの障害物あるいは対向車とのスピードを伴った接触で、窓から出ていた手が切られることになる。

梅田さんは、一応、左上腕再接着術を受けた。しかし、たとえはハサミでも、実際にはかなり荒っぽい切断で、押しつぶされると同時に、引き裂かれたような雰囲気である。鋭利な刃物で切られたようにはいかない。梅田さんの左腕は、骨も筋肉も神経も、そして血管も砕けてぐちゃぐちゃになっており、肩という受傷した部位を見ても、腕がつながるという将来への希望は、あまりないように思われた。

梅田さんは、事故（手術）から約一ヶ月たらずで、救命救急センターから、病棟へ転棟となった。腕の状態としては、手術でつながってはいるものの、やはり、あまりいいとは言えず、まだ絶対安静の指示で、梅田さんは、ベッドの上で座ることさえ許可されていなかった。

しかし、病棟へ来た頃になると、精神的には、かなり落ち着いているように感じられた。おそらく、考えもしなかった突然の事故で、思うことはたくさんあったに違いない。しかし、梅田さんは、文句や泣き言をほとんど言わず、病棟スタッフの間でも、よくがんばっていると、評判の好青年であった。

「自分が悪いんですよね。走っている車の窓から手を出すと危ないなんてことは、子供でも知っていますよね。事故を起こして、どういうふうに危ないのかはじめてわかったような気がしますけど。仕方がないです。やっぱり、自分が悪いんです。この腕は、手術でつけてもらったから、このままなおったらいいんですけど、つながらなくても、それはしょうがないです」

梅田さんは、ベッドの上で、自分の左腕の包帯から少し出ている指先を、じっと見つめた。そして、自分に言い聞かせるように、ぽつりぽつりと話してくれた。

「僕、手術するのに、少し待たされたんです。どうしてだと思います？」

確か、救命救急センターからの、転棟の際の引き継ぎには、状態が悪かったのは腕だけのはずで、一般状態については何も問題がなかったと記憶している。

「もしかして、死にそうだったんですか？」

「いいえ。腕がなかったんです」

「えっ？」

それは初耳である。しかし、無事に手術も終わっているのに、過ぎてしまった細かいことを引き継いだりする必要はない。

「事故の時、救急隊の人が僕の腕を捜してくれたんですが、なかったんです。それで、とりあえず、僕だけが先に救急車で病院へ来たんです。もう一度、捜してみるからって言ってくれたので、待っていたんです。そうしたら、事故の現場から、信じられないくらい離れたところに腕が落ちていて、何とか間にあったみたいですね。よかったです」

事故が激しかったのだ。切断された腕は、その勢いで、びっくりするほど遠くへ飛ばされたのである。救命救急センターで、スタッフとともに梅田さんは、飛ばされて行方不明になっている、左腕の到着を待っていた。腕が見つかるのがもう少し遅かったら、梅田さんは、断端形成術として、腕の取れた肩の傷をきれいにするだけの手術を受けるはずだった。

「痛みはどうですか」

「まあ、今のところは大丈夫です。これくらいなら、我慢できますから」

梅田さんは、しばらく遠くを見るようにして、間をおいた。

「でも、不思議ですね。事故の時、ほんとうに痛かったです。自分はもう死んでいるんじゃないかと思いました。僕はもう死んじゃったのかなって思ったんですけど、痛みがずっとあって、ほんとうに痛くて、痛くて、死ぬほど痛かったのに、意識はなくなりませんでした。救急車に乗って、病院へ来て、手術の麻酔をするまで、ずっと、はっきりと覚えています。人間って、痛みでは意識はなくならないものなんですね」

梅田さんはやわらかな笑顔で、しみじみと話してくれた。

梅田さんの左腕は、予想されていたこととはいえ、残念ながら元通りにはならなかった。血行がうまくいかず、腕のむくみがどんどんひどくなった。そして、次第に指の先の方から黒くなって、ミイラ化していくのが、はっきりと見えるようになった。それは誰の目にも明らかで、医師からの説明などまったく必要ないかのように、梅田さん自身、納得せざるをえない目の前の事実であった。そして、ついに腕をあきらめ、肩から切り落として、断端形成術を行うことになった。

梅田さんは、今度は病棟から、再び手術室へ入ることになった。時間が来て準備を整え、手術室へ行くその時まで、ストレッチャーに横たわり、病棟の廊下で待機していた。その間、神妙な、複雑な、硬い表情で、廊下の天井の一点をじっと見つめていた。声をかけるのがためらわれるような、張り詰めた雰囲気があった。

手術後は、傷の後始末になるので、傷口の感染がなければさほど問題はない。事故から三ヶ月くらいずっと寝たままで、さすがに足の筋肉もかなり衰えていたが、若いこともあって、歩き出すとすぐに回復してきた。

梅田さんは、まもなく退院し、形成外科の外来で、その後の経過を見ていくことになった。結果的に、彼は左腕をなくしてしまった。手術を待ってまで、わざわざ捜してもらった腕を、一度は大きな手術に耐えて、きちんとつなげたのだ。手術後からずっと絶対安静が続き、腕の痛みも我慢して、がんばってきた毎日はいったい何だったのだろう。

「そうですね。大変だったけど、僕にとってはかえってよかったかなぁと思っています。動けなかったので、テレビドラマみたいにかっこよく、でもないですけど、〝ちくしょうっ〟なんて暴れたりして、ショックを紛らわすことができませんでしたから。とにかく、動かすと、痛かったもので……。僕、わりと、おとなしかったですよね？」

久しぶりに、形成外科外来へ診察に来ていた梅田さんは、すっきりした背の高い若者で、入院していた時と同じように、さわやかな笑顔を見せてくれた。からっぽのゆらゆらしている左の袖が、印象的だった。

「暴れられなかったけど、でも、一時にせよ、うまくいくようにって、希望はありましたから、よかったです。動けない間、あれこれとずっと考えていました。体がしんどいこともあったし、痛みもあったので、どん底まで考え込むっていうのは、あんまりなかったかなあ……。今思うと、それもよかったかも。僕にとっては、入院していた時間は決して無駄じゃなかったと思います。事故の後からすぐこの状態だと、もしかしたら立ち直れなくて、暴れていたかもしれませんね」

梅田さんは、少し間をおいて、はにかむような、照れくさそうな表情をした。

「正直に言うと、時々、暴れたくなることもあるんですけど。何て言うか、どうして僕だけがって、思ってしまって……。運転していたやつは、もちろん骨折とか大けがして、僕と同じくらい入院していたみたいですけど、とりあえず、あいつは失った物は何もないんです」

そう言って、彼は、ちらっと腕のない左の袖を見た。梅田さんは、一つ一つ言葉を選ぶように、ゆっくりと話してくれる。

「たまに、あの時の夢も見ます。まだ、左手があるような気がするんです。手の先の指の感覚っていうか、痛いこともあるんです。もう、手はないのに……。そういうこともあるらしくて、心配はないそうですけど、それで、はっとして、腕がないのは現実なんだって、何かすごくむなしくなるんです」

確かに、梅田さんの正直な気持ちだろう。彼の心の中で、どれほどの葛藤があったのか、静かなその口調からは想像もできないほどの、苦しい思いをかかえてきたのだ。二十一歳という、人生これからという時の、突然の不幸である。現実を認め、受け入れるということは、決して簡単なことではない。

「生まれて初めての入院だったんですが、何て言うか、すごい、別の世界を見た気がします。事故直後は、そんなことを考えている状態じゃなかったんですが、救急車にも乗ったし、救急隊の人も一生懸命やってくれて、先生や看護婦さんたちも、すごく優しくしてくれて、こんな仕事があるんだなって思いました。それから、僕が救命救急センターにいる時に、誰か死んじゃったみたいで、家族だと思うんですけど、すごく泣いていました。僕が寝ていたベッドからは、見えなかったんですけど。その声を聞きながら、僕も、もしかしたらそうなっていたのかもしれないとか、ほんと、いろいろ考えました。あんなに考えたことって、生まれて初めてです。うまくはいかなかったけど、手術してもらってよかったです」

梅田さんは、笑顔で、はっきりとそう言いきった。

「今、一生懸命、片腕でできるように、いろいろ練習しています。残ったのが、右だったんで、とりあえずは字も書けますし、食事も何とかできます。あまり不自由という感じではないんですけど、やっぱり、不便ですね。人間って、うまくできているものですね。失って、初めて大切さがわかるって、ほんとうにその通りですね」

そう言った二十一歳の梅田さんに、暗さは微塵も感じられなかった。彼は腕のない左肩をポンポンとたたいて、明るく笑った。前向きに生きていこうとする梅田さんの笑顔は、スリムなその体とは違った、力強い、たくましい印象で、とてもまぶしかった。

消えていく舌

〝病は気から〟とは、よく言ったものである。強気でがんばっていた人が、自分の病気が実は癌であると知るやいなや、あっというまに弱ってしまい、告知された余命の半分も生きられなかった、などという話をよく耳にする。悪性腫瘍、いわゆる癌の告知の是非について、日本の医学界においても、告知の方向に進んではいるようである。しかし、告知するそのほとんどが、手術が適応される早期癌、あるいは転移がみられない限局性の癌の場合に、限られているのではないだろうか。手術をすればなおる可能性があると、患者さん自身に希望が持てる場合である。まだまだ、末期癌の患者さん本人に、余命を告知するというところまでには至っていない。

受け皿がないこともあるだろう。残された時間を、悔いのないように有意義に過ごすための場所が、あまりにも少ない。終末医療のための施設については、世間に広く知れ渡るまでには、ほど遠い段階である。

現実には、患者さんの性格、家族の覚悟など、告知する前に考えなくてはならないことがたくさんあるのだ。今のところ、癌はまだまだ簡単に告知できる病気ではない。それが現状ではないだろうか。

同じ癌でも、肺や肝臓、胃や腸といった内臓に癌ができた場合には、レントゲン検査や血液検査など、まず検査結果から報告されて、患者さんに伝えられることがほとんどだ。不安はあるが、良性か悪性か、患者さん自身では判断できず、結果が出るまではどうにもならない。そういう意味で、どちらかというと、患者さんが受け身の状態で話が進んでいく。だから、医療従事者側としては、患者さんに隠そうと思えば隠せるし、ある程度まではごまかすこともできる。

しかし、皮膚科の場合は違う。癌が患者さん自身の目に見えるのである。病変自体を自分の目で確認することができる。直接見えるということは、ものすごい影響力がある。いずれの場合も同じように、患者さんは、これは癌じゃないのかと不安いっぱいである。だが、そこに見える以上、良性であるという証明ができない限り、患者さんの不安を取り除くことはできない。来院した時点で、患者さん自身が、主導権を持っている状態と言っていい。ごまかしは通用しない。

皮膚科ではないが、見える部分に癌ができてしまった患者さんが、放射線科に入院してきた。福島さんは四十二歳の男性である。舌癌《ぜつがん》であった。放射線治療が目的であったが、入院時には、すでにリンパ節への転移があり、もう手の施しようがない状態だった。家族と相談の結果、福島さんには告知せず、舌潰瘍《かいよう》と説明していた。

舌に小さな腫れ物ができ、それがただれて、見た感じでは確かに潰瘍そのものだった。しかし、細胞診やその他の組織検査の結果、悪性腫瘍と診断された。

舌である。気持ち悪い。しかも痛い。福島さんは、放射線治療が開始されてまもなく、その副作用もあってか、次第に食事が食べられなくなってきた。やわらかくても粒があると、引っかかって気持ちが悪いとのことで、飲む方がいいと福島さん自身が希望され、流動食に変更した。同時に、それとあわせて、濃いミルクのような、高カロリー食を摂取するようになった。

流動食は栄養部から配膳されるのだが、この高カロリー食は、医師の指示により、薬と同じ扱いで薬剤部から送ってもらい、ナースステーションで看護婦が作るようになっていた。粉末を適量の水で溶かし、食事時間に合わせて看護婦が用意し、患者さんの所へ持っていく。この高カロリー食は、むかつくほど甘くて、患者さんが一番飲みやすいように、好みを配慮した。夏だと、凍らせてシャーベットにする時もあった。福島さんは冷たい方がいいということで、担当の看護婦は、ナースステーションの冷蔵庫で、ある程度冷やしてから、流動食とともに福島さんの病室へ運んだ。

福島さんは頻繁にうがいをした。とにかく、口の中が痛くて気持ちが悪いのだ。うがいをしてもたいして変わりはなく、痛みがとれるわけでもないのだが、それでもしないよりはましと、福島さんは痛みをごまかすようにうがいをした。

やがて、痛みはひどくなる一方で、福島さんは夜、眠られなくなり、睡眠薬を服用するようになった。しかし、それも一時的なものにすぎず、結局は不眠で、効かない睡眠薬はすぐに中止となり、痛み止めの注射を打つようになった。それは危険性が大きく、医師（及び薬剤師）でなければ取り扱うことのできない劇薬で、注射する間隔を、八時間以上あけなくてはならなかった。

初めの頃は、注射がよく効いていたようで、久しぶりにぐっすり眠られたと笑顔も見られたりして、次に福島さんが注射をしてほしいと言ってくるまで、十分な時間があった。だが、痛みは強く激しくなっていくばかりで、そのうちに、福島さんは八時間になるのを待ちかねて、注射を希望するようになった。主治医は、福島さんにしてあげられることは、痛みの緩和をはかり、少しでも楽にしてあげることしかないと、次第に習慣化されていく注射を、やめることはしなかった。

入院してから放射線治療を始めていたが、一時的には回復したかと見られるものの、副作用の方が大きくて、福島さんの体は徐々に弱っていった。福島さんは病棟から一階の放射線治療部へ、歩いて行っていたのだが、一人では行けなくなり、車椅子を使うようになった。放射線治療を二週間ほど休止して様子を見たりしたのだが、結局、予定照射線量まで続けることができず、放射線治療は中止せざるをえなくなってしまった。

福島さんは痛いとは強く訴えたが、看護婦に当たり散らしたり、わめきたてたりすることはなかった。うまくしゃべられないこともあり、どちらかというと、無口で、必要以外は話さなかった。

そんなある日、看護婦がたまたま病室へ入って、福島さんがあわてて隠した物が、鏡であることを知った。よくよく注意していると、誰もいなくなり、部屋に一人きりになると、うがいをしては、そっと枕の下から手鏡を取り出し、口の中の舌をしげしげと眺めていたのである。

福島さんは、いつの頃からかあまり出歩かなくなり、たまに座っていることもあったが、ほとんど一日中、ベッドで寝ているようになった。痛み止めで打っていた注射の影響もあるだろう。しかし、うがいだけはかかさず、疲れきった体に鞭打つように、洗面所まで行っていた。そこで、看護婦の方で、福島さんのベッドサイドにうがいのセットを常に用意するようにした。うがい用の小さなベースン（寝たまま吐き出せるように、形が考慮された洗面器のようなもの）と、うがい薬が少し入った水と、おしぼりを準備した。うがいの汚水は看護婦が片付け、すぐにかわりのベースンを置いた。老人が寝たきりにならないように、自立を促す場合なら、すぐに手が届く前に何か考えもしたが、それとはあまりにも状況が違いすぎる。福島さんは、ベッドサイドでもしょっちゅううがいをしていたが、その後の汚水には、まるで、食べ物のかすのように、たくさんの浮遊物があった。口の中の、組織の一部である。福島さんの舌は、徐々に、しかも確実に、癌におかされているのだ。

とうとう、組織の崩壊が進み、ある日、口腔内からの出血が止まらなくなって、右側外頸動脈結紮《けっさつ》術、口腔内縫合術という手術をしなければならなくなった。

福島さんは、人がいなくなるとこっそり鏡を取り出して、口の中を見つめていた。人の気配があると、あわてて鏡を布団の中へ隠した。検温などで看護婦が尋ねると、福島さんは口もとを手で隠し、まさにろれつが回らないといった感じの、聞き取りにくい発音で、強い痛みとなおらないもどかしさを訴えた。しかし、自分の病気については、一切を語らなかった。

同じ患者さんでも、いろいろな人がいて、たまに、自分は癌じゃないのかと聞いて、看護婦の反応や顔色をうかがったり、かまをかけてみたりする人がいる。そうかと言えば、癌ではないにもかかわらず、癌だ癌だとわめいて、看護婦が否定することで安心するという患者さんもいたり、さまざまなタイプがある。福島さんは、自分から癌という言葉を口にすることはなかった。少なくとも、看護婦には何も言わなかった。考えないはずがないのだが、でも、彼は何も言わなかった。

福島さんは、自分の病気が癌であることを、いつの頃からか知っていたに違いない。知っていたからこそ、そう感じていたからこそ、何も言えなかったのかもしれない。放射線治療、抗癌剤による化学療法など、次々に施行する治療の仕方を見ても、疑いを持ってもおかしくはない。もちろん、そのたびに、主治医からの説明も受けていて、納得されていたはずである。しかし、自分の舌を見れば、それが癌以外の何物でもないと、確信せざるをえなかったのではないだろうか。

結果的に、福島さんは体中に癌が転移して亡くなられたのだが、その時、彼の口の中に、舌はなかった。その痕跡さえも残さず、福島さんの舌は、きれいになくなっていた。うがいをするたびに、ぼろぼろと舌の組織が崩れ落ちていったのである。

福島さんは自分の口の中を見つめて、何を感じ、何を考えたであろうか。自分をおかす病魔がはっきりとそこに見える以上、〝病は気から〟などと言えるはずがない。毎日のようにひどくなる、痛みを持つ自分の病魔をそこに見て、癌じゃないと言われて、安心できるはずがない。口の中が、舌がどんなふうになっていくか、医者でもなく、看護婦でもない、彼自身が、一番よく知っていたはずである。鏡を隠した福島さんは耐えていた。自分の消えていく舌を見つめながら、必死で耐えていたのである。

最終的に、一日四、五回、痛み止めとして劇薬を注射した。麻薬も使った。ほとんど限界を越えている。そのために、あれほど見ていた鏡を見ることもなく、福島さんは一日中、うつらうつらとしていた。検温でも、大丈夫と答えた。痛みが出ても注射をしてもらえるから安心だとも答えた。亡くなる前の一、二週間、福島さんは、すべてを受け入れているような、静かな穏やかな表情をしていた。

結局、病棟スタッフは、福島さんが希望するままに劇薬を注射して、何も考えられなくしてしまった。だが、それは痛みを取ると同時に、精神的にも楽であり、福島さんにとってよかったのではないだろうか。そう考えてしまうのは、医療従事者側だけのなぐさめかもしれない。

あぶない患者さん

ナースステーションの、婦長の机の後ろの壁に、入院予定が順次記された、ホワイトボードがあった。患者氏名、年齢、性別、入院日時、病名、わかっていれば主治医と手術の予定などを、連絡を受けた婦長が、適宜書き込んでいく。

ある日、そのホワイトボードに今宮さんの名前が記された。

「えーっ、いややわーっ。また来るのー？」

ホワイトボードを見た魚住看護婦が、悲鳴に近い声で叫んだ。交通事故による顔面骨骨折で、形成外科へ入院となる今宮さんは、二十二歳の男性で、妻と子供が一人いる。かつて、形成外科が皮膚科から独立する前に、皮膚科病棟に入院していたことがある。その彼が再び入院してくると決まって、魚住看護婦は顔をひきつらせた。

事情を知らない新人の尼崎看護婦は、興味津々で前回の入院の様子を聞いた。魚住看護婦とともに、平野看護婦も、今宮さんの入院中の素行についてよく知っており、思わず眉をひそめた。

「そりゃあ、ひどかったよー。結婚してて、奥さんがいてるんやけど、入院すると、ほら、禁欲生活になるやろ？」

「……」

「だから、欲求不満がたまってしもうて、看護婦さんでも誰でもええから、やらせてー、って言うてな」

「ええーっ⁉」

「平野さん、それ、ほんとうの話なの？」

入院患者のベッドコントロールで頭を悩ましていた婦長は、日勤リーダーの平野看護婦の背中に向かって、思わず声をかけた。

「もちろん、ほんまですわ。婦長さんが替わって来られる少し前やったかな？」

平野看護婦は、婦長の方を振り返って言った。

「そう、そうやねん。思い出しただけでも、ぞっとするわ。目付きもいやらしいて、何や、こう、ぎらぎらしてる感じで、気持ち悪かったわー。ほんま、変態みたいやった」

魚住看護婦も顔をしかめて身震いした。尼崎看護婦もびっくりしている。

「変態そのものやないですか、それって」

「まあ、まあ、あいつも、今度はまともやから、前みたいなことはないと思うよ」

看護婦たちの憤慨を押さえるように、外来で今宮さんを診察してきた、形成外科の都島医師が、彼を少しかばう感じでそう言った。

「まあ、何と言っても、前の時はシャブやってたからなあ。半分中毒みたいになって、事故を起こしてるんや。だから、精神的におかしかったしな。確か、子供が生まれた時に、〝親父になったから〟ってシャブもやめたはずや。今回は大丈夫やって」

入院してきた今回の今宮さんは、都島医師の言った通り、確かにまともではあった。しかし、彼はバカがつくほどお調子者というか、軽薄な、足が地についていないような雰囲気だった。夜、消灯時間を過ぎても、遅くまで起きていた。エレベーターホールの一角にあるロビーで、夜中に他の患者さんと大きな声で話し、巡回に来た当直婦長に叱られたこともある。親しくなった同室の患者さんには、彼独特の武勇伝（?）を楽しそうに、話して聞かせた。

「おれなあ、もう七回くらい、警察に世話になってるねん。シャブやってたんやでー。シャブや！　へへへ……」

麻薬で警察に捕まった話などを、ぺらぺらと得意そうにしゃべっているのである。常識では計り知れない、ひょうきんなところもあった。ちょうど、非行少年としてみるには大人であり、やくざのような度胸があるわけではなく、つまるところ、やくざになりきれない、小心者のチンピラという印象であった。

検温に行くと、彼は得意満面で、背中の入れ墨を見せてくれた。入れ墨というと、桜吹雪のような、青や赤のカラフルな模様を想像していたが、彼のそれは本当に墨で、黒一色の地味で小さな模様が、広い背中にぽつんとあるだけだった。

「へへ、この眉、見て、見て。これも入れ墨やねん。入れ墨屋のおっさんが、おまけしてくれたんや。えーやろ?」

「あっ、それって、入れ墨やったんですか」

今宮さんには申し訳ないが、どう見てもへたくそな化粧にしか見えない眉を、えーやろと言われても、返す言葉に困ってしまう。嬉しそうに、にこにこしている今宮さんは、病棟スタッフをさんざん困らせてくれたのだが、どこか憎めないところもあった。

今宮さんの顔面骨骨折の処置として、顎間固定術《がくかんこてい》が施行された。前回の入院時の、交通事故による顔面骨骨折では、顔面骨の観血的骨整復術が行われた。今回は同じ交通事故でも、ごく軽い接触程度の事故だったので、大事には至らなかったのだが、ようやくなおったばかりの顔の骨を再び傷つけてしまい、入院することになってしまった。

顎間固定とは、要するに、顔の骨のギプスのようなものである。顔の骨の安静をはかるために、上顎と下顎を固定する。早い話が、骨が動かないように、口を閉じてしまうのだ。口を動かさなければ、顔の骨も動くことはない。動かなければ安静にできるので、そのため、折れた骨がじわじわと回復してくるというわけである。

上と下を固定するために、歯の部分に、ちょうど矯正しているような感じで、バーのようなものをかけて、それを使って縦に固定するのである。縦の固定には、初期だとワイヤーを使うが、状態が落ち着いてくると、直径五ミリくらいの輪ゴムに変更して、その後の経過を見る。固定を行うと、当然ながら、口を動かすことができないので、会話はできるが、はっきりした発音で満足に話すことは難しくなる。もちろん、食事もできない。

食事は歯の隙間から、ストローを使って、流動食を食べるというか、飲むことになる。医師から治療の一環として、固形物を食べることが禁止される。入院しているかぎりでは、患者さんの状態は、きちんとチェックされるので、特に問題はない。その患者さんの必要カロリーなども考えられた流動食が、栄養部の方から配膳されてくる。

人間の体はよくできているもので、便通の方も、始めこそ下痢が続くが、そのうちに慣れてくれば、流動食でも、ちゃんとした普通便が出るようになるのだ。


とは言うものの、今宮さんは、何と言ってもまだ二十二歳の男性である。流動食だけで我慢できるはずがない。いつもいつも、空腹でぐうぐう泣いているお腹をかかえて、あちこちとうろついていた。

ある日、その今宮さんが、ナースステーションへやって来た。ちょうど、円形テーブルでカルテを書いていた、今回入院時の、今宮さんの主治医である住吉医師を見つけると、しゃべりにくそうに声をかけた。

「先生ー、輪ゴムがはずれたみたいやー。何や、口ン中が、気持ち悪うて、しゃあないねん。ちょっと見てー」

今宮さんの顎間固定には、輪ゴムを使用していた。住吉医師は書いていたカルテを書き終えると、すぐに席を立って、今宮さんと処置室へ行った。ところが、処置を済ませてナースステーションへ戻ってきた住吉医師は、いかにも不機嫌そうな顔をしている。どかっと椅子に座ると、先ほどの続きを始めた。受け持ち患者さんの、カルテ記入をしている途中だったのだが、その山積みしているカルテの中から、ひとまず、今宮さんのカルテを取り出した。

それを見て、日勤リーダーの鶴見看護婦が、住吉医師に声をかけた。

「あ、先生、今宮さんの処置は大丈夫でしたか？　特に問題はなかったですか」

その言葉を聞いて、住吉医師があきれた顔で、吐き出すように言った。

「問題なんか、あるもんか。輪ゴムがはずれた言うから見に行ったのに、何やったと思う？」

「え……、輪ゴムやなかったんですか」

「そう。まったく、あれほど食べるな、食べるなって、いっつも言うとるのに、何を考えとんじゃ、あいつは。取り出したらな、輪ゴムやて思うたんやけど、よう見たら、カップラーメンの、あの〝麺〟やったんや」

食べろと言われても、簡単には食べられない顎間固定のはずなのだが、とにかく今宮さんは隠れてよく食べていた。歯の隙間から、むりやり押し込んで食べていたようで、今宮さんのベッドの周囲には、菓子パンとかスナック菓子、インスタント食品の類が、たくさんあった。

「ほんま、根性で食べてるなあ」

「おなかがすくのは、わからんでもないけど、ちょっと限度いうもんがあるわなあ」

「それにしても、顎間固定してるのが嘘みたいな、信じられへん食べもんばっかりやなあ。これじゃ、なかなかおらんのと違う？」

「本人の話だと、口の中に入れると、噛まずにそのまま飲み込んでるって、言うてましたよ。大きい物はもともと入らんから、飲み込むのはわりと簡単なんですって。とにかく、胃に入ればええらしいて」

「飲み込むって、難しくない？　口、閉じたままやで？」

「でも、そう言ってましたよ。きっと、食べ物入れる方が難しいんと違いますか」

「それで、今宮さんが食べてるの、ふんふんって聞いてたんか？」

「もちろん、注意はしましたよ。でも、私が言ったことなんて鼻で笑ってますわ」

「……そうやな。誰が言うても、同じやわ」

シーツ交換やら病室整理などで、今宮さんのベッドへ行くと、看護婦たちはため息をついた。

「この間、検尿コップおくれ、言うから、何か検査でもあったかなあって思うて、渡したんです。そしたら、それでお茶、飲んでるだけやねん。コップくらい買えばいいのに」

「清拭《せいしき》（体を拭く）用のタオルを貸したんやけど、雑巾がわりにしようとしたから、あわてて取り上げたんよ」

命にかかわるような大事ではなく、ほんの小さなことなのだが、看護婦たちにとってはいい迷惑であった。

今宮さんは、いつもうろうろしていて、処置や検温の時に、自分の病室にいたためしがなく、院内放送で呼び出すことが多かった。ナースステーションからの内線電話で、院内放送の係にたのむ。すると、

「お呼び出しいたします。形成外科病棟に入院中の今宮さん、至急、病棟までお戻りください」

と、放送が入る。これを聞いて、今宮さんが帰ってきた。今宮さんはいいのだが、彼の入院中に、何度もこの放送を聞かされた看護部長が、耐えきれなくなったようで、病棟婦長が呼び出されるはめになった。

「あなたの病棟はどうなってるの？　入院時のオリエンテーションは、きちんとやっているんでしょうね。今宮という名前は、覚えてしまったわ。患者さんの呼び出しがあると思ったら、いつも形成外科ね」

そんなことを言われても困る。業務に支障をきたしているのだから、呼び出すのだ。

その時間には、病棟にいるようにと、いつも言っている。しかし、患者だからと、病棟に閉じ込めておくわけにはいかない。歩行許可があるのだから、散歩もしたいし、喫茶にも行きたいのだ。元気な証拠である。実際、傷はあるが、元気なのだから仕方がない。そういう患者さんがいる病棟なのだから、しょうがないのだ。

「要するに、看護部長は、何か問題があってからでは遅い、みたいなことを言いたかったんだと思うのよ。うちの部長は、思ったらすぐに口にするからまいってしまうわ。もう少し、まとめてから言えばいいのに」

看護部長から、八つ当たりにちかいような嫌味をめいっぱい言われて、さすがの病棟婦長も、ナースステーションに戻ると、思わず本音が出てしまった。

ところで、病院の管理にたずさわってくる上層部の面々は、こういった情報収集が、非常に素早いらしい。院内放送の一つも聞きもらすまいとしているのか、とにかく、病院内のいろいろな出来事をよく知っている。(ただ、院内放送については、職員が安易に利用すると、やはり聞き苦しく、病院の環境悪化につながりかねない。その辺を、経営の立場で考えると、確かに注意は必要なのだが)

問題を起こしてくれそうな患者さんも、チェックしていたらしく、患者さんのいわゆるブラックリストの上位を、形成外科の患者さんが多数占めていたようである。今宮さんは、入院早々夜遅くまで起きていて、巡回の当直婦長に叱られたことがあったが、この時の婦長が、実は、副看護部長の一人だった。噂によると、今宮さんはすでにこの時点でブラックリストに名前を載せられていたらしい。

さて、当の今宮さんが、そんな病棟の事情など気にするはずもなく、相変わらず、マイペースで看護婦たちを振り回していた。しょっちゅう、病棟を抜け出していたが、いつのまにか院外へも、こっそり出るようになって、ある夜、とうとう帰ってこなかった。無断外泊である。唯一、ようやく連絡の取れた、今宮さんの父親を呼び出して、ついに彼は強制退院となった。彼のこれからの処置は、形成外科外来で行うことになる。

翌朝、十時頃になって、のんびり帰って来た今宮さんをつかまえて、住吉医師の手で、きっちりと顎間固定がやりなおされた。処置室からナースステーションへ、住吉医師が戻って来た。

「思いっきりしてやったわーっ。ぎりぎりにしばってやったぞ」

そう言ったすぐ後に、住吉医師を追うように、今宮さんがやって来て、ナースステーションのドアから、ちょこんと顔をのぞかせた。

「先生ー。こんなんでどうやって食べますねん、めし。食べるもんないやないですか。どないしますねん」

そして、ナースステーションにいたみんなに見えるように、口をいーっとして見せた。今度は輪ゴムではなく、ワイヤーで固定されており、彼の白い歯はワイヤーで黒く見えた。住吉医師は、今宮さんのカルテに、たった今、施行した処置のことを記入しながら、穏やかに答えた。

「何でも食べられるよ。味噌汁とかスープとか、お粥も大丈夫や」

「そやけど、しゃべられへんでー」

「大丈夫や。十分聞こえてるし、伝わってるから、心配ないよ」

今宮さんは、まだまだ治療が必要であったのだが、彼自身は明るく退院された。

入院中においても、今宮さんは、他の患者さんに大いに影響を与えていたのであるが、彼が退院した後、あらためてそれを思い知ることになった。

ある夜、準夜勤務中の看護婦が、病院の防災センターの警備員から、呼び出しを受けたのである。

「今、おたくの病棟に入院中の、三人の子供を預かっています。至急、引き取りに来てください」

その時、準夜勤だった曽根看護婦は、巡視の時にはおとなしくベッドにいたはずの、三人が病棟のどこにもいないことを確認すると、あわてて一階の防災センターへ降りて行った。

防災センターでの話によると、巡回中の警備員が、病院の地下で不審火を見つけた。調べたところ、その三人の子供が地下をうろついていた。パジャマから入院中の子供であることはわかったので、ひとまずつかまえて、こちらに連れてきた。話を聞こうとしたが、何もしゃべらない。小児科から順番に連絡すればわかると言うと、病棟だけは話したので連絡をした。おそらくは、三人で地下の探検だと出かけ、明かりとりに新聞紙に火をつけて、うろついていたのではないかということであった。

たまらないのは看護婦である。曽根看護婦は平謝りに謝って、子供たちにも謝らせて、三人を引き取ってきた。

十三歳、九歳、八歳のいずれも男の子である。形成外科と皮膚科で、たまたま入院期間がそろった三人であった。

「どうして、地下なんかへ行ったの？　しかもこんな夜中に」

ひとまず、ナースステーションへ連れて帰り、三人をそれぞれ椅子に座らせた。帰って来た三人は、中央の円形テーブルに隠れるほど、頭をうなだれて、長い間黙りこくっていた。

やがて、あきらめたらしく、ようやく口を開いた。

「前に、入院してた今宮さんって人が、おもしろいもんが地下にあるんやって、言うとったから……」

この一件は、翌朝には、看護部長の知るところとなるだろう。こうして、形成外科病棟は、ついに病院上層部のブラックリストに、患者の個人レベルではなく病棟として、チェックされてしまったのである。

二枚目医師

概して、入院患者という人たちは、忙しく働く医者や看護婦を非常によく見ている。入院すると、その病棟が患者さんの家になる。家というにはあまりに不自由であるが、とりあえず自分の生活をさらけ出すことになる。

しかも、病気の体とあっては、自分の身をまかせることになるのだから、その相手となる病棟スタッフを、よく観察するというのは当たり前のことかもしれない。もしかすると、本能的に、そうなってしまうのかもしれない。看護婦の髪型が変わったとか、今日はしっかり化粧をしているなどと、患者さんが声をかけるのは、お天気レベルの世間話と同じなのかもしれない。見る患者さんになると、看護婦自身が、気がつかないことまでじっくり見ていて、かつ、よく覚えている。

ある日、廊下を歩いていた森宮看護婦が、患者さんから声をかけられた。

「この間は、何やらしょんぼりしてたのに、最近は元気やな。問題解決できたんかいな。よかったなあ」

患者さんの、親しみを込めたそのひと言に、森宮看護婦はびっくりした。彼女自身は、この間も昨日も今日も、何ら変わりなく仕事をしているつもりである。ナースステーションの同僚にさえ、気づかれていない内面の葛藤を、患者さんから見抜かれてしまい、思わずぎくっとしてしまった。そして、すぐ顔に出る感情的な性格なのだろうかと、かえって悩んだりもする。だが、そういう時は、患者さんに注目されるということは、嫌われてはいないのだろうと思い直すことにした。

もちろん、病気が重く、看護婦のことまで、じっくり見ている余裕などない患者さんの方が多いだろう。噂話をする患者さんは、だいたい元気である。自分のことが落ち着いてこそ、他人（看護婦や医師）のこともいろいろ見えてくるというものだ。元気になれば、病棟での生活は、退屈極まりないものに変わってくるのが普通だろう。暇にまかせて、看護婦たちの噂話に花を咲かせる患者さんが、時には集まったりもするものだ。

中には、驚くほど詳細に観察していて、しかも、それを誇らしげに、新しく入院してくる患者さんに伝達し、噂の情報源となる人もいた。入院してくる患者さんも大変であるが、そういう意味では、また、病棟スタッフも大変なのである。

さて、そういった噂を楽しむ患者さんたちとは少し違った感じで、やはり興味津々で、医者を見つめている女の子がいた。形成外科に入院している舞子ちゃんである。舞子ちゃんは、十四歳の中学生で、犬に顔をかまれ、頬部咬傷《こうしょう》で形成外科へ緊急入院となった。外来手術という形で処置を受け、十針程度（直線にすると約五センチメートル）縫合したので、特に顔ということもあり、入院することになって病棟へやって来た。抜糸終了まで様子を見るため、一週間から十日くらいの入院である。

十四、五歳の女の子から見ると、若い男の医者というのは、非常に興味ある対象となるらしい。二十歳過ぎの結婚がからんだ年頃とは、また違っていて、傍観者の立場に立ってみると、見ているだけでも、なかなか楽しくておもしろい。舞子ちゃんは、傷の痛みがさほど気にならなくなると、さっそく病棟の中でハンサム探しを始めた。実際、舞子ちゃんでなくても、この年頃の女の子が、病院の医者に限らず、かっこいい男性を見逃すはずはないのである。

舞子ちゃんのおめがねにかない、かっこいいと認められた、形成外科の高槻医師は、医局への入局当時、かなり注目を集めた正統派の二枚目である。舞子ちゃんの主治医は柏原医師で、高槻医師ではなかったことを、彼女はとても残念がった。それでも、ファンと公言し、舞子ちゃんの病棟内追いかけが始まった。

時間があると、ナースステーションや処置室をのぞいて、高槻医師の姿を捜した。しかし、追いかけといっても、サインや握手を迫るわけではなく、写真を撮るわけでもない。静かに目の保養をするといった感じだった。

舞子ちゃんにとって高槻医師は、憧れのスターという感覚で、舞子ちゃんは、遠くから見ているファンの一人といった印象を受けた。

舞子ちゃんは、高槻医師の姿を見つけると、物陰に隠れるようにして、じっと彼の姿に見入っていた。いつもはりきって嬉々として、高槻医師のことを話すのだが、いざ、近くに高槻医師がいると、まるで、借りてきた猫のように、おとなしく神妙にしていた。そんな舞子ちゃんを、同室の入院患者さんたちは、かわいがり、おもしろがっていた。病棟スタッフもまた、微笑ましく見ていたのである。

ある日、舞子ちゃんが、ベッドの金具で指を引っかけて、小さな擦り傷を作った。ちょうど、形成外科の医師は手術及び外来診察で、病棟には誰もいなかった。だからと言って、わざわざ呼び出すほどのことでもないだろうと、鶴見看護婦は、舞子ちゃんを処置室へ連れて行った。

「そんなにかっこええかなあ。時々な、ぼけーっとしてるよ、あの先生」

舞子ちゃんの指の消毒をしながら、鶴見看護婦が言った。

「きっと、疲れてるんやわ。いっつも、忙しそうやもん。でも、ぼーっとしてる高槻先生も見てみたいなあ。かっこええやろなあ。そうや、他の先生がいっぱい仕事させてるのと違う?」

舞子ちゃんは、盲目的に高槻医師を応援する。

「きっとそうやわ。あんまりかっこええから、他の先生がいじめてるんや。いやあ、悔しいなあ」

「ちょっと、待ってよ。かってにドラマ作ったらあかんわ。忙しいのはみんな同じや。それに、先生たちは、協力せなやっていかれへんから、仲もええし団結力もあるんやで。変なこと言うたらあかんわ」

「ごめんなさーい」

舞子ちゃんは、首をすくめて、謝った。鶴見看護婦は、指の傷に小さなガーゼをあてて、テープで止めた。

「そらまあ、目鼻立ちはすっきりしてるわなあ。背も高い。細いけど、わりと肩幅広いし。そういや、テニスやってて、なかなか上手やっていう話、聞いたわ」

舞子ちゃんはそれを聞いて、楽しそうに笑った。

「それだけで、十分かっこええやんか。看護婦さんって、おもしろいなあ」

「まあ、好みの問題やねんなあ。私やったら、どちらか言うたら、児島先生の方が……」

鶴見看護婦は言いかけて、はっとして舞子ちゃんの方を見た。舞子ちゃんの表情が、パッと変わった。

「……誰？　それ」

鶴見看護婦は、思わず口をすべらせてしまったという感じだった。詰め寄ってくる舞子ちゃんに、仕方がないといった顔付きで、鶴見看護婦が言った。

「うん、科は違うんやけどな、もう一人、かっこええ先生がいてるんや。病棟へもよく来てるし、知ってるかもしれんけど」

「それ、ほんま?」

舞子ちゃんは、目をきらきらさせている。

「高槻先生より、かっこえぇの？」

と、すぐに聞き返してきた。

「だって、看護婦さんは、そっちの先生の方がええんやろ？」

「いや、どっちもどっちかなあ。わからんなあ。大人の女は、顔も性格も何もかも総合して、評価するもんやねんで」

「大人の女はええから、会わせてくれる？　なあ、どこの先生？　一度でええから、会わせて」

舞子ちゃんの目の輝きが違っている。興味いっぱいで、ワクワクしているのが、手にとるようにわかって、鶴見看護婦はくすくすと笑った。

それを聞いて以来、舞子ちゃんは頻繁に、ナースステーションへやって来るようになった。何気なくやって来て、それとなく聞くのである。

「なぁ、放射線科の児島先生って、どの先生？」

いつも舞子ちゃんは、ナースステーションの入り口から、ちょこっと顔だけ出して中をのぞいた。カウンターのようなところで、書類の整理をしていた病棟クラーク（事務）の、東灘事務員が聞き返した。

「今はいないけど。この頃、どうしたの？　用事があるんなら、呼んであげようか」

「ううん。用はないから、呼ばんでもええ。ほんま、何でもないねん」

児島医師がいないと、舞子ちゃんは、笑ってごまかしてナースステーションから離れた。

何度かそんなことがあって、ついに、舞子ちゃんの期待していた一瞬がやってきた。

その時、ちょうど勤務で居合わせていた鶴見看護婦が、舞子ちゃんと一緒にナースステーションの入り口から中を見て、興味深そうに聞いた。

「ほら、あそこで立って、レントゲン写真を見てるやろ？　あの先生が放射線科の児島先生や。どう？　高槻先生とどっちがかっこええ？」

舞子ちゃんの反応を楽しむかのように、答えを期待して、鶴見看護婦は舞子ちゃんの顔を振り返った。しかし、舞子ちゃんはすぐには答えず、真剣な表情で、じーっと児島医師を見つめている。何かに取り憑かれたように、ぴくりともせず、一分くらい（鶴見看護婦には五分くらいに思えた）見つめた後、ふと、気がついたように、にっこり笑って、ひと言残して病室へ帰って行った。

「まあまあやな」

思わず、近頃の子は、と、つぶやきそうになり、年を感じてはっとする鶴見看護婦であった。


さて、ちまたで流行していた、高熱の出るその年の風邪は、病棟にも一気に広がってしまった。病棟は、面会人などの人の出入りが多いため、防ぎようがないのだ。患者さんの一人がコンコンと咳をし始めると、またたく間に病室のあちこちで咳が出て、四十度の高熱で、点滴を打つ患者さんまで現れた。

もちろん、患者さんに限らず、医師や看護婦にもすぐに蔓延した。しかし、ちょっとやそっとでは休むことができないのが、医師である。看護婦もぎりぎりの人数で、勤務を調整しており、急に休むと、他の看護婦たちに、かなりの負担がかかってくることになる。患者さんにうつさないためにも、自分のためにも、休まなければならないことはわかっているのだが、少々の熱くらいならそれをおして、仕事をすることになる。

そんなある日、形成外科の処置が終わって一段落した処置室で、高槻医師が処置台に腰をかけて、ぼけーっと窓の外を眺めていた。いかにも疲れてぐったりしている雰囲気である。

「高槻先生ってば、また、たそがれてるわ」

時間に余裕があると、高槻医師は決して疲れてはいなくても、そういった雰囲気で、窓からの景色をぼーっとしながら眺めていた。たそがれていても絵になると言われた、すらりとした長身でハンサムな高槻医師は、日頃から、物思いにふけるようなことがよくあった。

「先生ってば、またたそがれて、いつも、何考えてんの？」

中央材料部から戻ってきた、滅菌済みのガーゼ缶などを戸棚に片付けながら、魚住看護婦が高槻医師をからかった。

「おれ、今日は熱があってしんどいんや。三十九度もあるんやで」

「うっそぉー。顔も赤くないし、全然そんなふうに見えへんわ」

「元気そうな、涼しげな、さわやかな顔してるで」

処置室で、それぞれに片付けていた看護婦たちは、みんな驚きの声をあげた。信じられないといった看護婦たちの表情に、日頃穏やかな高槻医師が、ちょっとむきになった。

「ほんまや。今朝、測ったら、ほんまに三十九度あったんや。信じてへんな」

「そんなら、測ってみてよ。三十九度なかったら、どうしようかな」

ガーゼ交換車の、消毒液の補充や物品の整理をしていた藤井寺看護婦が、さっと体温計を取り出し、おもしろ半分に高槻医師に差し出した。

「よーし、測ったるわ」

はたして、五分後、高槻医師が返してきた体温計は、見事に三十九度六分を示していた。

「いやぁー、ほんまやー。四十度近いやんか。大丈夫なんか？　先生」

今までけらけら笑っていた、看護婦たちの態度が一変した。いっせいに、高槻医師を心配そうに見つめた。

「おれ、これから外来手術や」

「手術って⁉　休む間、あるんか？　無理したらあかんわー。薬、飲んでる？」

処置室からナースステーションへ戻る高槻医師を、松原看護婦が見送った。

「いやー、ほんまによろめいてるわー。大丈夫かなあ。休まれへんのかなあ。かわいそうに」

ナースステーションへ、看護婦たちが戻ってきた時には、高槻医師は形成外科の外来へ行った後だった。

「てっきり、いつものたそがれやとばっかり思うてたのに、えらい熱があったんやなあ」

「何や、歩いてる姿が、はかない感じやったわ」

藤井寺看護婦が、ふと、円形テーブルでカルテ記入している岸和田医師を見た。

「ねえ、岸和田先生、高槻先生の外来手術、代わってあげることできへんの？」

「むちゃなこと言うなよ。おれやって、熱あるんやで」

「いや、ほんま？　そやったんか。そら、残念やなあ」

松原看護婦も、魚住看護婦も、日勤リーダーでそこにいた枚方看護婦も、くすくす笑っている。それを見た岸和田医師が、カルテ記入を続けながら、ぼそっとつぶやいた。

「代われるもんなら代わりたいわ。おれはこれから救命救急センターや。外来手術の方がましやで。おれやって、昨日から熱があるんやで。今日もまだ三十八度八分あるっていうのに、〝ああ、そうか〟やもんな。えらい違いやで」

藤井寺看護婦がにやにやしながら言った。

「そら、かわいそうになぁ」

「同じ研修医の身で、この待遇の差はいったい何なんだ？」

それを聞いた看護婦たちは、楽しそうにすぐに口をそろえて答えた。

「決まってるわー。顔の違いよ」

それぞれの思い

ある月の上旬、平和な皮膚科病棟に、難波さんが緊急入院してきた。難波さんは八十一歳の女性である。再入院であった。病棟まで担架で入院してきた難波さんは、瀕死の状態にあった。瞳孔がすっかり開いていて、血圧はかなり低いし、呼吸もままならないような状況である。すぐに、ナースステーションの隣の、観察室へ運びこまれた。大がかりな救命措置がとられ、挿管し、人工呼吸器が装着され、難波さんはかろうじて一命を取りとめた。しかし、はっきり言って、難波さんは植物人間の状態である。

難波さんは、悪性黒色腫、いわゆる黒子（ほくろ）の癌で、すでに手の施しようがなく、末期状態だった。高齢にもかかわらず、難波さんの癌細胞はとても活発で、休む間なく進行しているように見えた。元凶となった足の裏の小さな黒子は、前回の入院時に受けた手術で取っていたのだが、時すでに遅しで間にあわず、転移していた癌細胞が、体の中でどんどん広がっていった。

以前、入院していた時には、体の表面には、ほとんど見られなかった黒色腫が、ほんの二、三ヶ月の間に、大腿部や前胸部などを中心に、いたるところにできていた。小さな真っ黒いほくろがぷつぷつと、まるで、宇宙生物が難波さんの体を乗っ取ろうとしているかのように、白い皮膚から顔を出していた。

明らかに、悪性黒色腫の末期症状を示している。

難波さんが初めて皮膚科外来を受診した時に、悪性であることが疑われ、状況から見て転移の可能性もあった。慎重に検討した結果、手術に踏み切られ、手術を受けた時点で悪性黒色腫の診断がついた。そして、小さな黒子であるが、広範囲に切除したにもかかわらず、その後の検査から、転移していることもわかって、すでに家族も覚悟はできていた。難波さん自身は、いつもポーっとしている感じで、理解力が少し落ちているようであった。八十一歳という高齢も関係しているだろうが、微熱もずっと続いていて、体がしんどかったこともあるだろう。

難波さんは、自分の病気について、あまり語ることもなく、機嫌のいい時はにこにこして、その日のお天気程度の世間話をした。状態が悪いと、眉間にしわを寄せて、しかめっつらをして、無言でじっとしていた。小さな体を丸くして、寝ていることがほとんどだった。あたりさわりのないというような、素直なかわいいおばあちゃんだった。性格的にも、穏やかな人だったようで、家族からも大切にされているように見えた。確か、状態が安定していることで、家族が最期は家でゆっくりさせてあげたいと言って、退院したはずである。

家族の話で、家で静かに息を引き取る予定だった難波さんが、瀕死の状態であわただしく運ばれてきた理由がわかった。

「先生、どうか、お願いします。実は、この三十日に、身内の結婚式があるんです。おばあちゃんのことは、もう、覚悟もできていますし、結婚式については、おばあちゃんはいなくても特に影響はないんですが、亡くなってしまうのは困るんです。相手方にちょっと事情があって、できるだけ延期にはしたくないんです。先生、頼みます。どんなことをしてくださってもいいです。どんなお薬を使ってもいいです。だから、どうかそれまで、三十日まで死なせないようにしてほしいんです。とにかく、生きていてほしいんです。おばあちゃんも、きっと、わかってくれると思います」

前回も主治医で、難波さんのことをよくわかっている旭医師は、その話を聞いて大きくため息をついた。

ナースステーションで、難波さんのカルテを広げても、出てくるのはため息ばかりである。

「人間には、それぞれ寿命というものがあるんや。医者だからといって、それをどうこうしようとするのは、おこがましいことや」

リーダー勤務で、カルテの整理をしていた、平野看護婦がくすっと笑った。

「先生、珍しくまじめなこと言うてるけど、ここでかっこつけても、どうにもならんよ。どうするつもりやの？」

旭医師は急にがっくりして、情けない声を出した。

「……そうやねん。まだ、三週間もあるんやで。おれにいったい、どないせー言うねん」

しばらくうなだれていた旭医師は、むくっと顔を上げて、きっとした表情をした。

「八十一歳やで。限界というもんがあるわっ。ちくしょう、何が結婚式や。結婚式なんてやめてしまえっ。どんな薬を使ってでも生かせなんて、難波さんの人生を何や思うてるんじゃ」

「まあまあ、先生、落ち着いて」

今度は投薬ファイルを取り出して、カルテと照らし合わせて確認しながら、平野看護婦が言った。ふと手を止めて、旭医師を見た。

「でも、先生、家族にも事情があるんやろ？　やっぱり、生きている人の方が大事なんや。意識もなくて、絶対に助からん人よりも、これから生きていかなあかん人の方が、やっぱり、優先されるのと違うかなあ。家族の気持ちやわ。きっと、十分看病して、大事にした自信があるんやわ。おばあちゃんもわかってくれるって、納得してるんなら、それでええのと違うやろか？　私はそう思うけど」

「……わかる。それは、わかる。でも、どう見たって、三週間も生きられると思うか？　目の前へ連れてきたら、帰れとは言われへんやないか」

「で、先生、何て言ったん？」

「……努力するとしか、言いようがない。無理やと思うって、何回も言うた。約束はできんって、はっきり言うたよ。でも、家族は、わかってへん。そこをなんとか、なんて言うて、品物やないのに。でも、おれが、努力するって言うたとたん、家族は満足した。あれは、おれができると思うてるんや。努力するのと、実際できるのとは違うのに。医者やからって、人の命を自由にしたりはできんのや。そこをあの家族はわかってない。もし、三十日までに、難波さんが死ぬようなことがあったら、おれ、損害賠償とかで、訴えられるかもしれん。医者やって、できんこともあるわ。魔法使いとは違うんや」

「……」

平野看護婦は思わず苦笑した。

「乗りかかった船やな。どんなことをしてもええって、強ーい御墨付きもらってるんやから、とりあえず、〝努力〟してみたら？」

しばらくの間、旭医師はじっと考え込んでいた。やがて、せっせと記録をつけている平野看護婦の方を見て、

「よし、おれ、がんばるわ」

と、立ち上がった。ナースステーションから出て行く、旭医師の後ろ姿を見ながら、平野看護婦はぼそっとつぶやいた。

「ナースは大変や。医者のカウンセリングまでせないかん」

ふふっと笑って、彼女は記入の終わったカルテを片付けると、次の仕事に取りかかった。


それから、難波さんと、主治医の旭医師をはじめとする、病棟スタッフの奮闘が始まった。人工呼吸器をつけた難波さんの意識はまったくなく、ほとんど刺激にも反応せず、まさに植物人間の状態であった。だが、それはそれなりに安定していて、順調に日々を過ごした。

ところが、やはり、そううまくはいかないもので、十日程過ぎたあたりから、急に状態が落ち着かなくなり、さらに悪化した。血圧が不安定になった。下がると様子を見つつ、昇圧

剤を点滴の横から注射する。血圧が落ち着いたかと思うと、今度は尿が出なくなって、利尿剤を注射する。そんな繰り返しであった。

もう、難波さんは人工呼吸器を装着しているうえに、血圧も尿量も薬がないと、維持できなくなってしまった。

難波さんは、脳死の段階を超えてしまったかもしれない。三十日まで、難波さんに生きていてもらうためには、たくさんの薬を、副作用など考えずに、打ち続けなければ不可能だろう。旭医師はとにかくがんばった。いくら家族の御墨付きがあるとはいえ、次から次と薬を打っていいというわけにはいかない。難波さんの生きる力があってこそ、薬が効いてくるのである。皮膚科では、教授を交えた会議も行われ、難波さんに対する治療（?）の進め方が、旭医師を中心に検討された。

「あと、五日や」

「先生、最近、寝てへんやろ?　目の下、くまができてるよ」

「うん。そやかて、難波さん、油断できへんもん」

ナースステーションでは、よれよれの白衣を着て、くたびれた旭医師が目をこすって笑った。見るに見かねて、藤井寺看護婦が言った。

「先生、せめて、その無精ひげくらいは、何とかしてほしいもんやわ。先生の患者さんは、難波さんだけと違うんやで」

「そうですよ。外来だって診察してはるんでしょう?　初めて来られた患者さん、えらい、びっくりしますよ」

長居看護婦にまで言われて、旭医師はもっともだと思ったらしく、

「そうやな。当直室の風呂借りて、入ってくるわ。何かあったら呼んで」

それを聞いて、すかさず、日勤リーダーの今里看護婦が言った。

「お風呂くらい、ゆっくりどうぞ。その間は、中之島先生にお願いしますから」

ハハハと笑いながら、旭医師はナースステーションを出て行った。


難波さんの状態はどんどん悪くなっていった。とうとう、薬が効かなくなりだしたのだ。薬ではどうにもならないくらい、悪くなりはじめたのだ。あの宇宙生物みたいなぶつぶつは、入院した時より、もっと増えているように思われた。

「うーん、仕方がない。あと、一日と十三時間や。もう、一アンプル追加しようか」

旭医師は、皮膚科の外来診察と手術（できるだけ簡単な手術に絞ってはいるようだったが）以外は、常に病棟のどこかにいた。家には着替えを取りに、一瞬、帰るくらいで、もうずっと病院に泊り込んでいるようだった。

入院患者さんの、ガーゼ交換などの処置以外は、たいていナースステーションにいて、難波さんのカルテをかかえて、時計とにらめっこしていた。

「あと、二十三時間になったぞ。えっ？　血圧がまた下がったって？　わかった。じゃあ、もう一アンプル、いや、尿も出てへんし、点滴にして、これを一本追加するか」

「あと、十時間」

「もう、あと、二時間や」

「いよいよ、あと、もう四十五分や」

結局、旭医師の秒読みは、最後までカウントされた。家族が指定した三十日が終わるまで、旭医師はずっと難波さんにつきっきりだった。三十日の準夜勤務中、カチッとかすかな音をたてて、時計の針が三十一日の午前零時を差した時、旭医師がばたっと円形テーブルに伏せた。

「やったーっ。これで終わったー」

旭医師だけでなく、病棟スタッフ全員が、ほっと胸をなでおろしたことは言うまでもない。

誰よりも、一番ほっとしたのは、もしかしたら難波さん自身だったかもしれない。

三十一日の午後になって、難波さんの家族が、ナースステーションへやって来た。

「みなさん、ありがとうございました。おかげさまで、無事に結婚式を終えることができました。ほんとうにお世話になりました」

家族の人は、そこにいた婦長や病棟スタッフに向かって、深々と頭を下げ、お礼を言った。

翌月二日に日付が変わってまもなくの深夜に、ろうそくの火が自然に消えていくように、家族が見守る中で、難波さんは静かに息を引き取った。

きついひと言

この病棟には、建物の構造上、一部屋だけ八人部屋があった。六号室である。おもに形成外科か皮膚科の若い患者さん、もしくは小児を中心とした、女性患者さんの部屋にしていた。五歳以下の子供は、付き添いが許可されていたので、よほど事情がないかぎり、病院側が何も言わなくても、誰かしら付き添って入院してきた。

たいていは、患者である子供の母親が、付き添うことがほとんどで、そういった場合、患者さんが男の子であっても、関係なく女性の病室にベッドを用意することになる。時には赤ちゃんも含めた、若い女性が八人も集まると、やはり、他の病室にはない、とても華やいだ明るい雰囲気が、感じられた。

ある日、そんな八人の中に、此花さんという、七十九歳のおばあちゃんが入院してくることになった。此花さんは入院が決まって、あらかじめ個室を希望していたのだが、病棟が満床のため、どうしてもベッドコントロールができず、やむなく、八人の女性部屋へ入院となったのである。仕方なくとはいえ、一人だけがかなり目立つことになってしまった。此花さんは良性の舌腫瘍で、放射線治療を目的として、放射線科に入院となった患者さんである。

六号室を退院した患者さんが、たまたま一番窓側のベッドだったので、此花さんもその場所にそのまま入院することになった。此花さんは、ベッドの周囲に広いスペースを取り、悠々と過ごしている感じだった。此花さんが広く使っている分、他の患者さんのスペースが少しずつ狭くなり、ちょっと目にあまる感じもした。しかし、様子を見ていると、此花さんは杖をついてゆっくりと歩き、身の回りのことは、ほとんど自分でしていたので、高齢者にしてみれば、ある程度の広さも必要だろうということで、黙認することになった。他の患者さんには申し訳ないのだが、実際のところ、週三回の放射線治療へ通うために、車椅子を使っていたので、広いことは、看護婦にとっても確かに楽ではあった。

此花さんは、昼間にもかかわらず、一人だけいつもカーテンをぴっしりと閉めきって、個室状態にしていた。そして、いつも顔をしかめて、うるさい、うるさいと、同室の子供の声などに文句を言っていた。

入院してすぐの頃は、しょっちゅうナースステーションへ来ては、何かにつけて文句を言い、部屋を換えてほしいと訴えた。最初から言っていたのに話が違うと、詰め寄ってこられると、婦長は頭の痛いところで、もう少し待ってと謝るばかりだった。

病室の数が限られているのだから、個室の患者さんが退院しないと、どうにもならないことである。形成外科の、たとえば瘢痕の修正術を受けるような患者さんだと、個室があくのを待って入院しても、何ら差し支えないのだが、良性とはいえ舌腫瘍では、やはり早い方がいいに決まっている。此花さんはしばらく八人部屋で、仕方なく我慢していた。

ところが、何日かたって個室があいたので、真っ先にそれを此花さんに伝えると、今度はここでいいと言い出したのである。あれほど、個室に執着していて、うるさいと文句ばかり言いに来ていた此花さんが、いったいどうしたことだろうと、病棟スタッフはみんなで不思議がった。考えてみれば、いつのまにか、わざわざナースステーションまで、不満を訴えに来るということがなくなっている。病棟婦長は此花さんに再度、部屋移動の意思がないことを確認して、その個室には新しい患者さんを入院させた。

だが、相変わらずカーテンは閉めきっているし、検温などで看護婦が話を聞くと、いつもぶつぶつと文句を言っていた。文句を言うので、個室があくたびに此花さんに伝えるのだが、八人部屋でいいからと言う。病棟スタッフから見れば、わがままな口うるさいおばあちゃんという印象だった。何度か部屋をかわることを勧めたが、結局、なぜか、その八人部屋を決して出ようとはしなかった。

此花さんは、はじめのうちは、他の患者さんの声が、ただうるさいとしか思えなかったのだろう。しかし、次第に、その環境が楽しめるようになってきたのかもしれない。此花さん自身、五人の子供を育ててきた経験がある。いわば、そこに入院している子供に付き添ってきた、若い母親たちの先輩でもある。もしかすると、カーテン越しに聞こえてくる、彼女たちの世間話や、子育ての悩み事などを、顔をしかめつつも、懐かしく微笑ましく（?）聞いていたのかもしれない。子供の声も、うるさいばかりではない。たまにはかわいい時もある。此花さんだって、それは十分にわかっているはずである。いつも、カーテンを閉めきって、孤独に過ごしていたが、それでも此花さんは、文句ばかりの言葉とは裏腹に、入院生活を楽しんでいたかのようであった。

そんなある日、此花さんの向かいのベッドに、巽ちゃんという男の子が、救命救急センターから、病棟へ転棟となってやって来た。巽ちゃんは、一歳三ヶ月の男の子で、台所で鍋の熱湯をかぶり受傷した。右肩から腕にかけてⅡ度の熱傷で、救急車で運ばれて、形成外科で入院し、救命救急センターで処置を受けた。まだ赤ちゃんなので、大事をとって、救命救急センターで、状態が落ち着くまで経過を観察し、それから植皮術を受けた。手術後、危機を脱したところで、病棟への転棟になったのである。巽ちゃんには母親が付き添っていた。

ある日曜日、面会時間を利用して、母親と交代した父親が、巽ちゃんのそばにいた。此花さんは、トイレに行くためにベッドからおりて、カーテンを開けた。ふと、向かいのベッドの巽ちゃんに目をとめた。此花さんも、巽ちゃんが熱傷であることは知っていた。カーテン越しに、他の患者さんたちの話していることが聞こえてくるので、特に誰かと話をしなくても、ある程度はわかってしまうのである。そして、無邪気におもちゃで遊んでいる巽ちゃんをじっと見て、大きくため息をつき、しみじみとつぶやいた。

「……かわいそうになあ。親のせいで、こんなに大きいやけどさされて、かわいそうになあ。子供は何も知らん。親が悪いわなあ。親のせいで、ほんまにかわいそうなことやなあ」

そう言いながら、杖をついて、悠然と部屋を出て行ったのである。それまで、にぎやかだった病室が、一瞬、しーんと静まりかえった。巽ちゃんは機嫌よく、にこにこして遊んでいる。その横にいた父親は、目を丸くして驚いていたが、申し訳なさそうに小さくなった。

聞いていたのが、父親でよかった。時にこのような場合、母親は子供に傷を負わせてしまったと、ものすごく自分を責めていることが多い。ある時、三歳の子供が、洗濯機の脱水槽で二本の指を切断し、緊急入院したことがあった。付き添ってきた母親は、気も狂わんばかりの状態で、救命救急センターでは、子供と母親の二人の対応に追われ、結局、母親に鎮静剤を注射することになってしまった。手術の後、病棟へ転棟となり、ようやく落ち着いたものの、子供の傷の消毒とガーゼ交換をするたびに、処置室の外で母親が泣いていた。消毒の痛さで子供が泣くと、それを聞いた母親が、自分の不注意で泣かせているのだと、いたたまれなくなったようだ。

家庭内で起こった事故の場合、彼女のように毎回泣くことはなくても、やはり、心のどこかで、母親たる自分の責任だと、自身を責めていることがよくあるのだ。心ない父親（母親の夫）のひと言で、病室という場所にもかかわらず、母親の思いが頂点に達し、夫婦喧嘩にまで発展し、婦長が間に入って止めたということもあった。洗濯機の事故の母親は、いつも彼女の夫が、気にするなと優しくなぐさめていた。

子供の事故というのは、いつ、どこで、何が起こるかわからない。家庭内であっても、考えられないような事故が起こってしまうこともある。しかし、家庭内では、そばにいた大人が、ほんの少し注意していれば、防げたかもしれないという事故がほとんどであろう。子育て中ということで、やはり、母親が近くにいることが多い。そして、彼女は自分の責任だと感じてしまう。

巽ちゃんの母親も、同じようにそう思っていることが、看護婦にもよくわかった。検温などで、巽ちゃんのことを話しながら、言葉の端々に、自分が気をつけていればとの、後悔の気持ちが現れていた。台所でお湯を沸かしている時に、彼女の足もとで、巽ちゃんが、ごそごそしているのを知っていた。それなのに、鍋を移動させてしまったのだ。確かに、彼女がちょっと気をつけていれば、事故は起こらなかったかもしれない。一歳三ヶ月の巽ちゃんに責任はなく、此花さんの言う通り、親の責任なのだろう。そして、誰よりも巽ちゃんの近くにいた母親が、それを知っていて、心を痛めている。そんな気持ちのところへ、追い討ちをかけるような此花さんのひと言を、彼女が聞いたらどうなっていただろう。まさに、病棟危機一髪であった。

此花さんは、予定していた放射線治療を終えると、元気に八人部屋から退院された。

頭蓋骨の手術

病院の診療科というのは、たいてい身体の一部分、あるいはその臓器などの器官に分かれている。泌尿器科、眼科、耳鼻科、皮膚科などである。外科も整形外科、最近では脳外科、心臓外科といった具合に、それぞれ専門部位が存在する。しかし、小児科は部位にはこだわらず、子供の患者さんの、身体のすべてを診察する。形成外科もそれに近いものがある。目や耳、手や足といった場所にはこだわらない。皮膚はもちろん、血管や骨にまでかかわることも少なくないのだ。

顔面頭蓋《がんめんとうがい》の形成外科を、専門的に研究されてきた当病院の教授を頼って、形成外科病棟へ、ミナミちゃんという、四歳の女の子が入院してきた。眼窩隔離症《がんかかくりしょう》である。眼窩というのは、眼球が入るためのくぼみというべき、空洞である。ちょうど、頭蓋骨の目の部分であるが、骨のないところに目がおさまり、顔になる。眼窩隔離症というのは、文字が示す通りで、眼窩が隔離しているという状態である。早い話が、目と目が離れているのだ。

ミナミちゃんに付き添ってきた母親は、以前、モデルをしていたとかで、目の覚めるような美人であった。結婚してモデルをやめたらしいが、今でも、十分現役で通用するような、すばらしいプロポーションも維持していた。だが、何の因果か、娘のミナミちゃんは、冗談にもできないほど、目と目が離れていて、明らかに奇形というべき、病的な印象を受けた。

どんなに素直で明るい子であっても、美人の母親にしてみれば、悔やんでも悔やみきれないといった感じであった。

入院してから、ミナミちゃんは、手術を受ける際に最低限必要な、お決まりの術前検査を含めて、他にもいろいろな検査を受けることになった。その間にも、医師たちは脳外科へ連絡をとり、何度もミーティングが行われ、手術方法が具体的に検討された。そして、いよいよ手術の運びとなった。

ミナミちゃんの手術は、脳外科医も手術場に入るという、大がかりな手術となった。開頭術を施すので、半分、脳外科のようなものである。どういう手術を行ったかというと、頭の上から頭蓋骨を開け、いわゆる脳みそをかき分けて、その奥の眼球部分まで進み、眼窩周囲の骨切りを行い、離れている左右の目を、それぞれ内側へ寄せるというものである。ミナミちゃんは、手術後、集中治療室に入室し、万全の術後管理体制がとられた。頭の骨を切って、中をいじっているだけに、感染などを起こしたら、命にかかわることになるのだ。

ミナミちゃんは、約一週間後、集中治療室から病棟へ帰ってきた。ひとまず危機を脱したとはいえ、まだまだ油断できない状況である。包帯で巻かれたミナミちゃんの頭は、顔全体のむくみもあって、倍くらいの大きさになっていた。かろうじて鼻と口が出た状態で、包帯が巻かれており、ミナミちゃんは何も見ることができず、しばらくの間、母親以外の声が聞こえると、痛い、痛いと痛みばかりを訴えていた。

状態の回復とともに、まず酸素マスクがはずされた。点滴の量が少しずつ減ってきた。包帯が小さくなり、食事も流動食から再開された。尿の管がはずされ、ミナミちゃんは次第に元気を取り戻していった。

ミナミちゃんは、最終的には、目もとにガーゼを当てていて（手術で、涙管を少し傷つけたらしく、その処置をしていた）、頭の保護のために、いつもキャップ（高校生のラグビーで、選手がかぶっているような感じの医療用のもの）を着用していた。退院までその状態であったが、ミナミちゃんはとてもかわいらしくなって、退院された。

もう一人、八歳の女の子で、ミナミちゃんと同じ眼窩隔離症の、加美ちゃんの場合は、脳には触れずに手術を行った。顔面骨骨切り術、骨移植術、眼窩減圧術、結膜嚢《けつまくのう》形成術、篩骨洞《しこつどう》形成術といった手術である。

ごく簡単に説明すると、まず頭頂部分の皮膚に切り込みを入れる。その皮膚を頭から顔に向かって、目が出るまではぎおろす。目を十分に露出させた後、目の周囲の骨切り術を施行する。パズルのような感じで、中央の骨を切って、左右の目をそれぞれ内側へ寄せ、目の外側へ、切った骨を組み替えるという具合である。組み替えた骨を固定し、皮膚を顔から頭へ戻し、頭頂部で再び縫い合わせると、手術が終了である。加美ちゃんも、手術後は集中治療室へ入室したが、三日間だけで病棟へ帰室した。やはり、ミナミちゃんと違って、脳内部に触っていない分だけ、危険は少なかった。

頭蓋狭小症《とうがいきょうしょう》という、頭が極端に小さい女の子が、形成外科に入院してきた。三歳になったばかりの、御幸ちゃんの頭は、体に比べると、極端に小さくて、アンバランスな印象を受けた。小さいというより、頭の奥行きがなく、薄くてぺったんこという感じの頭だった。

御幸ちゃんは、年齢に対する発達の様子から、知能指数（ＩＱ）がかなり低いのではないかと思われた。このままの頭では、明らかに成長はできないが、仮に手術をしても、遅れた知能が戻るとは期待できず、せいぜい、これ以上は遅れないだろうという程度であった。いろいろな検査の結果から、脳自体が小さいと予想された。

しかし、親にしてみれば、知能も大切だが、せめて、見た目だけでも何とかならないものかという気持ちが、正直なところだったようだ。結局、脳の発達を第一に考えても、手術することが一番いいのではないかということになって、御幸ちゃんは手術を受けた。

御幸ちゃんの場合も、手術は頭蓋骨の組み替えが行われた。加美ちゃんとは違って、もともとの頭蓋が小さいだけに、組み替えるにしても、明らかに骨の量が不足している。足らない部分は、骨のこれからの成長を期待し、形になるようにうまく組み合わせて、移植した骨を固定して、皮膚を閉じた。頭頂部分はまさに〝骨なし〟で、これからの気が遠くなるような長い時間を、御幸ちゃんはキャップをかぶって過ごし、頭を保護しなくてはならない。

ミナミちゃん、加美ちゃんの眼窩隔離症、御幸ちゃんの頭蓋狭小症と、いずれの場合も、生まれた時からはっきりと見られたもので、先天的な疾患である。どういうメカニズムでそうなってしまうのか、発生学的にいろいろと解明されつつあるが、誰もが納得できる答えを、得られているわけではない。

頭蓋骨というのは総称で、頭の骨は一つの骨が丸くなっているわけではない。いくつかの骨がうまく組みあわさり、結合して、脳を保護するべく、丸く形を作っている。この結合（骨のつなぎ目）を縫合《ほうごう》というが、生まれたばかりの赤ちゃんは、一般的に頭蓋骨間の縫合が、まだ完成しているわけではない。生まれた時には、まだ分離しているという方が適当かもしれない。だから、骨で囲まれたすき間がまだあって、ちょうど菱形になった、軟らかい部分に触れることができる。二歳にもなれば、骨も成長し、すき間もすっかり閉じていて、頭に触ってもわからなくなるが、たとえば、この部分がぷっくり腫れてきたりすると、水頭症とか、脳腫瘍などが疑われる場合もあって、非常に重要な部分である。

逆に、生まれた時からすでにくっついて、菱形の部分に触れないこともある。このように、頭蓋骨間の縫合が早すぎることも、大きな問題になる。頭蓋骨早期癒合症《とうがいこつそうきゆごうしょう》である。専門的には、どの縫合の早期癒合かによって、その状態も異なり、舟頭症《しゅうとうしょう》、尖頭症《せんとうしょう》、短頭症《たんとうしょう》などと細かく分けられている。これらに顔面頭蓋の形成不全があわさって、眼窩隔離症や頭蓋狭小が起こったりする。

御幸ちゃんの手術は、結合してしまった骨を、まず切り離して、組み替えたわけである。御幸ちゃんの場合、小脳症も疑われていた。早期癒合によるものもあるが、一次的には、脳の発育障害が原因となったのかもしれない。

一般的に奇形と言うと、人目をはばかるような、異常な形態を思いがちだが、たとえば、専門家にしかわからないような、ごく軽いものもある。もちろん、単発で発症していることもあるが、いくつか併せ持っていることも少なくない。重症であればあるほど、そういった頻度が高いと思われる。

加美ちゃんは、八歳で今回の眼窩隔離症の手術を受けたのだが、生まれた時は、口唇裂《こうしんれつ》もあり、生後六ヶ月の時に、口唇裂の修正手術を受けていた。遠視もあって、眼鏡をかけている。しかし、性格は明るく、姉御肌でしっかりしていて、入院中も他の患者さんみんなから、かわいがられていた。

ミナミちゃんは、素直なおとなしい女の子だった。ちょっとはにかんだ感じで、まだ四歳ということもあって、母親の陰に隠れ、活発に話すことはあまりなかった。病棟スタッフから見ると、手術後、ミナミちゃんはずいぶんかわいらしくなったように思われたのだが、母親は不満足だったらしい。元モデルから見ると、もっと美人にという気持ちがあったのだろう。手術でなおるという期待が、大きすぎたのかもしれない。父親は十分に納得しており、結果的に、問題はなかったのだが、このあたりが他科と比べて、形成外科の難しいところである。

頭蓋骨の手術にかぎらず、他科同様、形成外科の場合も、手術に際しては、患者さんとの綿密な話し合いが必要である。特に、美容的な要素が強い場合、手術後になって問題が起こる可能性がある。ミナミちゃんの母親のように、手術に対して過大な期待をしていると、医師が予測して説明していても、二人の間に相当なずれが生じる場合もあるのだ。患者さんに十分に伝わり、納得されるまで説明し、どのように治療を進めていくことが、その患者さんにとって一番いいことなのか、話し合いを繰り返さなくてはならない。形成外科の医療スタッフは、患者さんの心理状態をも、しっかりと見極めながら、治療、看護にあたらなくてはならない。

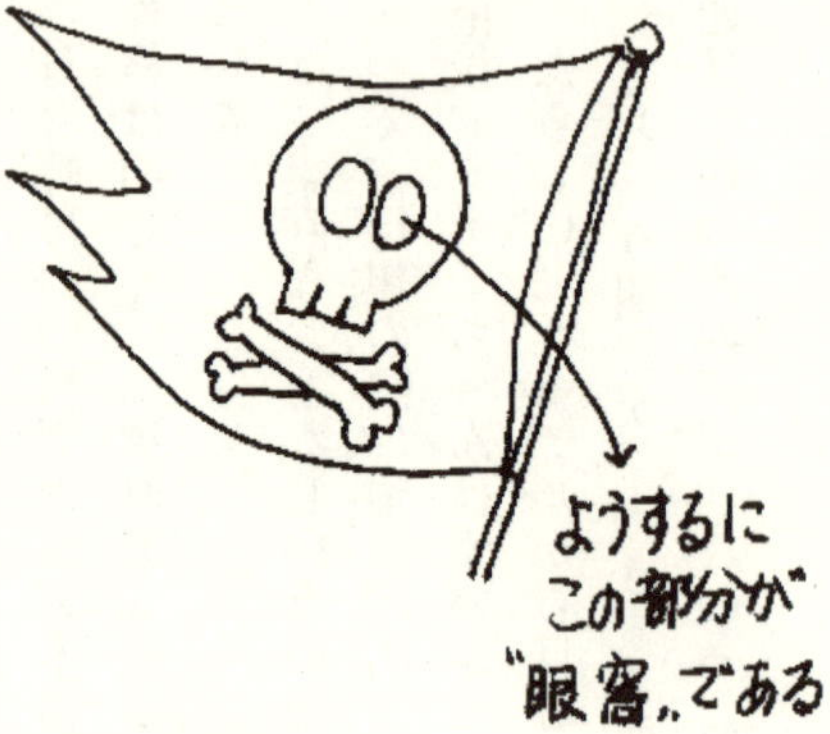

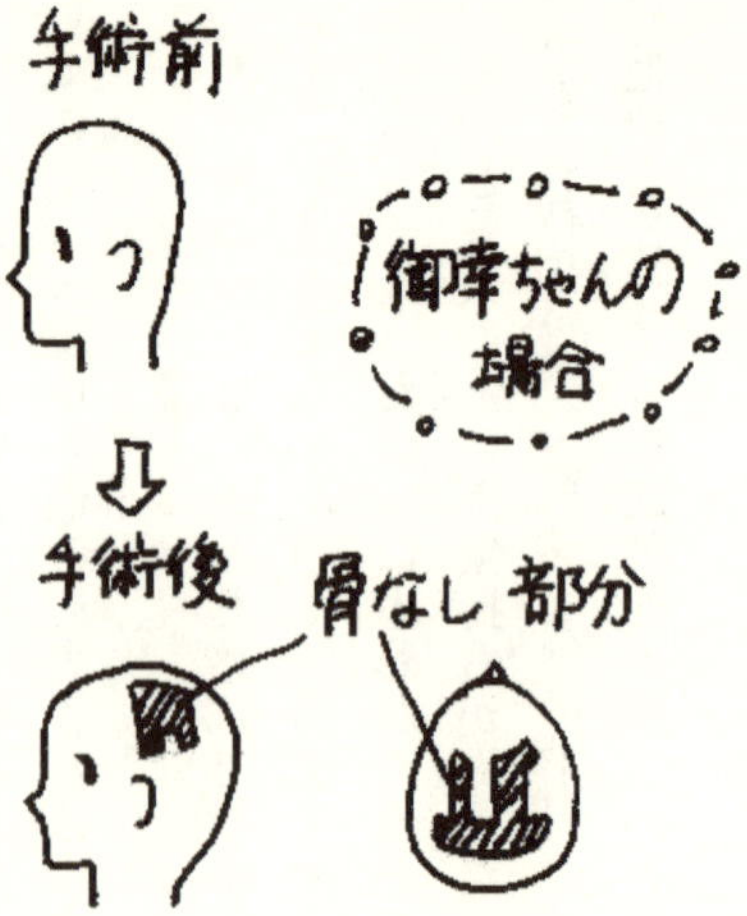

変身

ある日、やくざの大親分が入院してくるとの噂が、ナースステーションに広がった。患者さんがやくざかどうか、ナースステーションの壁にある入院予定を記したホワイトボードで、そこまではわかるはずもなく、病棟スタッフの間に緊張感が走った。

「親分さんでも、患者さんは患者さんですから、差をつけたりすることのないよう、私たちはがんばりましょう」

婦長の落ち着いた言葉と笑顔に、何となくほっとする看護婦たちだった。

「そうよね。むしろ、親分とか幹部クラスの人の方が、下っ端より、ずっと礼儀正しいもんやで」

日勤リーダーの平野看護婦が、平然と言った。

「そやかて、何や不安やわ」

生野看護婦がぽそっと言った。

「平気よ。……そう言えば、昔、ちょっと過激な人が入院してきて、その時はえらい疲れたこともあったけど、でも、大丈夫やったわ」

「いや、それ、何？」

自称〝地獄耳〟の藤井寺看護婦が、興味津々で、身を乗り出した。

そんなこんなで、昼の休憩時間、昼食を済ませた後、平野看護婦の思い出話を聞くことになった。

「前に外科でいてた時に、虫垂炎で入院してきたのが、親分さんやったんや。やくざやって、すぐわかった。黒ずくめがいっぱい来たから。何でやろなあ、あの黒いのは。みんな黒のスーツをぴしって着込んで、サングラスかけてるんや。病院でくらい、はずせって思ったけど」

平野看護婦は、思わずくすっと笑った。みんなは真剣な顔で聞いている。

「で、その何人かの黒服に囲まれて、色の違うスーツ着てたおじさんが親分で、荷物とか持たせていたから、親分が患者なんやなって、すぐにピンときたわ。その親分さん自身は、礼儀正しい、きちんとしたごく普通のおじさんで、ナースにはにこにこして、ええ患者さんやったけど、黒服には、ひと言、ふた言でにらみきかせてて、見てる方が怖くて、やっぱり、ほんまもんやーって思った。それもあったけど、何せ、ボディガードがすごいんや。当然、病棟の一番端の、個室へ入院してたんやけど、常に三人から四人はいてた。部屋の中に必ず一人はいて、それから他に、二人が廊下で、病室のドアをふさぐ感じで立ってるんや。こう、両手を後ろで組んでな」

「何や、映画の世界やな」

「そう、ほんまにそうやった」

休憩中の看護婦は、みんな夢中になって、平野看護婦の話に聞き入っている。

「で、検温とかで、部屋に行くやろ？　こっちは、ちょっと不気味やから、こわごわ声かけるねん。〝あのー、検温ですけど〟って。そうすると、ドアの前の二人が、さっと左右に分かれてな、〝お世話になりますっ〟って、礼してな、ドア、開けてくれるねん」

「自動ドアみたいですね」

伊丹看護婦もわくわくしながら聞いている。

「そう。それで、ちゃんと、中にも〝検温の看護婦さんです〟って、声かけてるんや。で、終わるやろ？　そしたら、今度は中の一人が、さっとドアを開けてくれるんや。廊下へ出たら、ドアの前の二人が、さっとまたドアふさぐように立って、〝ありがとうございましたっ〟って、お礼を言うてくれるんや。毎回、そんなふうで、ひえーっていう感じやったわ。ちょっと、気持ちよかったところもあったけどな」

「物々しいですね」

「採血の時なんか、部屋の中の二人が、じーっと私の手もとを見てるんや。さすがの私も、手が震えたわ。思わず、親分さんに、この子分何とかしてくれーって、必死でテレパシー送ったら、わかってくれてな。でも、顎ひとつやで。さすが、親分はすごいわ。顎と目で、指図してるねん。そしたら、二人のうちの年いった方が、若い方に、〝こらっ、看護婦さんのじゃま、すな。向こう、むいとれ〟って。私はあんたもやって、言いたかったけど」

「それで、採血できました？」

「なんとかね。失敗したら、指、つめなあかんかもって、必死でやったわ」

「手術は？　手術にも黒服、入ったんか？」

「いや、さすがに、かんべんしてくれって、自分が責任持つからって、主治医が断ったって聞いた。後から主治医が、虫垂炎の手術に命かけて、こんなに精神的にきつかった手術は初めてやって、言うてたらしいわ。入院は一週間くらいやったけど、他の患者さんも、すっかりびびってたし、何や、こう、病棟の雰囲気が、張りつめててな、まいったわ」

「そうですよねえ。黒い人が廊下で立ってはるだけで、他の患者さんかて、ピンときますわ」

生野看護婦が、ふんふんとうなずきながら、そう言った。

「ちょっと異常やな」

藤井寺看護婦も、様子を想像しているらしい。

「そんなん、来られたら、大変やで」

「まあね。後からわかったんやけど、その親分さん、抗争の真っ最中で、命を狙われてる可能性があったらしいて、何や、警察も遠巻きにチェックしてたっていう話やったわ。そんなん、後から言われてもって感じやったけど、始めに言われても、怖いだけやんか。とにかく、入院中を狙われんで良かったことは確かや。他の患者さんにも、ナースにも何もなくて、ほっとしたわ。けど、ちょっと、ハードやったわ」

「そんなん、ほんまに来たら、どうするんですか」

「それは……、やっぱり、来た時のことやで」

あっという間の休憩時間であった。この平野看護婦の話は、結局、引き継ぎのように、病棟スタッフ間に伝えられて、みんなは〝噂の大親分〟の入院に、期待してしまうことになった。

さて、噂が広がってから、何人もの入院患者さんがいたのだが、いっこうにそれらしい患者さんは見あたらなかった。そんな頃、放射線科に六十三歳の男性、桃谷さんが入院してきた。肝硬変の末期から肝臓癌ができ、肝臓癌としては、初期という状態で、レントゲン監視下における、肝動脈塞栓《そくせん》術が目的であった。

肝動脈塞栓術というのは、簡単に言えば、癌の栄養源である動脈に、抗癌剤を詰めて、癌細胞を餓死、あるいは毒殺させるという治療法である。足の付け根の動脈から管を入れて、透視しながら確認しつつ、癌細胞の直前まで血管内を進める。そこで、その管を通して、抗癌剤を染み込ませた、特殊なスポンジのようなものを注入する。つまり、栓をして癌細胞への血流を遮断するというわけである。開復手術ではないので、患者さんへの負担は軽くてすむ。

桃谷さんは、ほんわかした雰囲気で、いかにも温厚そうな恵比須顔のおじさんだった。その丸い性格を象徴しているかのように、体つきも丸くて、おじさんとはいうものの、何やら、かわいい印象を受けた。桃谷さんは、髪の毛が薄く、淋しい頭を気にして、いつも毛糸の帽子をかぶっていた。寒い時には、格子柄の半てんを着て、ベッドで新聞を読んだり、週刊誌を見たりしていた。

桃谷さんはごく普通の、人のいい穏やかな患者さんであった。看護婦は血圧を測定したり、検査のために採血したり、入浴できない時は、背中を拭いたり、着替えを手伝ったりした。そういったことから、看護婦は桃谷さんの右の上腕（いわゆる二の腕）に、黒の入れ墨があるのを知っていた。入れ墨なんて、桃谷さんの雰囲気には、とても合わないものである。ただ、カラーの観音様や、菩薩、般若の面なんかだと、びっくりもしただろうが、ちょっとした入れ墨をしている人は結構多くて、患者さんでも特に珍しいことではなかった。だから、桃谷さんの入れ墨に、目をとめたりするスタッフはいなかった。

桃谷さんのことは、時期が時期だけに、ナースステーションではいつも話題になっていた。

「年格好からいくと、桃谷さんが本命なんやけどなあ。でも、どう見ても、やくざの親分って感じではないなあ」

「うん。そこらへんのかわいいおじいちゃんって感じ。奥さんも普通のおばちゃんやし」

「あの帽子が何ともいえんなあ。髪の毛気にしてるところなんて、どうころんだってやくざには見えへん」

桃谷さんのところへ面会に来る人も、ごく普通の一般人ばかりで、怪しげな影も見られなかった。病棟スタッフの誰もが、まさか桃谷さんが、やくざの親分だとは夢にも思わずに、気軽に楽しく話をした。仮に、桃谷さんがやくざだと聞いていても、とてもそんな感じには見えなかったので、意識することなく、やはり楽しく話すことができたに違いない。桃谷さんはそんな気さくな人だったのだ。

桃谷さんが予定の治療を終えて、軽快退院となったその日、午前十時を過ぎた頃から、ロビーがただならぬ雰囲気になってきた。お決まりの、黒スーツにサングラスの面々が、二人、三人と現れ始めたのだ。ロビーで休憩していた患者さんも、何となく落ち着かなくなった。自分の病棟へ帰る患者さんもいれば、ソファの陰から、そっと様子をうかがう患者さんもいた。黒服たちは、病棟へ入ってくることはなく（もちろん面会時間外なので、入ってくれば注意をするなど、それなりの対応をするだけのことだが）、ロビーで静かに、誰かを待っている様子であった。

昼前になって、退院の用意を整え、すべて片付いた桃谷さんが、奥さんとともに荷物を持って、ナースステーションへやって来た。そして、中にいた看護婦に声をかけた。

「どうもお世話になりました。ありがとうございました」

「あ、退院ですね。……と？」

日勤リーダーの長居看護婦は、返事をしたものの、後に続く言葉が出なかった。嬉しそうに、にこにこしている桃谷さんを見て、はっとした。ナースステーションにいた他の看護婦にも、すぐには、桃谷さんとわからなかった。

「えっ、あ、ああ、桃谷さん？」

「はは……、どうも」

照れくさそうな笑顔で、そこに立っていた桃谷さんは、入院中の桃谷さんとは、まるで別人のように見えた。

黒っぽいグレイの背広を、ピシッと着こなして、太めの洒落たネクタイを淡いピンクのシャツにあわせて、きりっと締めていた。そして、なんと、桃谷さんの頭にあの毛糸の帽子はなく、オールバックにとかしつけた黒髪があった。

「ひゃー、桃谷さん。誰かと思ったー」

その場にいた豊中看護婦や魚住看護婦も、思わず、桃谷さんのもとへ集まった。ナースステーションから、ふと見ると、黒服の彼らが桃谷さんに気がつき、病棟の入り口のところで、静かに待っている。この時、病棟スタッフは、噂の大親分が誰であったか、はっきりと認識したのだった。そこに立っている桃谷さんは、貫禄十分の、まさしくやくざの親分であった。しっかりと見せつけられたが、でも、看護婦の前ではやっぱり、あの人のいい、気さくな桃谷さんだった。

「これ、取っておきのかつらですねん。なかなかええやろ？　内緒でっせ」

桃谷さんは声を小さくして、そう言った。そして、かつらをつけた黒髪の頭を、ぽんぽんと整えるように軽くたたいたかと思うと、にっこり笑って見せた。

桃谷さんは、挨拶を済ませて病棟を出ると、口もとから笑みを消し、きびしそうな親分の顔になった。黒服の彼らは、桃谷さんに一礼したかと思うと、さっと荷物を持ち、エレベーターを確保した。そして、桃谷さんを取り囲むようにして、ガードしながらエレベーターに乗り、一行は病院を後にした。

「見事にだまされたなあ」

「ほんま、ええおじいちゃんやとばっかり思ってたのに」

「きっと、入院するのに、周囲の人に配慮してくれはったんやわ」

「堅気というか、素人さんには手を出さんって、そういう感じやったなあ。今時、あるんやなあ。映画みたいや」

ナースステーションで、看護婦たちがしみじみ話していると、二号室の若者部屋から音楽が聞こえてきた。

「食後のディスコが始まったわ」

「ああいう方が、礼儀ができてへんからやっかいやなあ」

「ちょっと、ボリューム下げるように注意してきますわ」

くすっと笑って、その日の担当の生野看護婦が立ち上がって、ナースステーションから出て行った。

失敗

芦屋さんは四十六歳の男性で、仕事中に受傷し、右腕完全切断で、形成外科に入院中の患者さんである。芦屋さんの右腕は、肘と手首のちょうど真ん中くらいで、すっぱりと切断されていた。彼は離れた右腕とともに、救命救急センターへ緊急入院し、すぐに、右上肢再接着術を受けた。

形成外科には、どこで事故が起こっているのかと思うくらい、次から次へと、多くの切断肢（あるいは指）の患者さんが入院してくる。事故のいきさつもさることながら、切断された腕や指の状態は、ほんとうにさまざまで、運命を感じてしまうことさえある。同じような切断でも、まったく同じ手術を二回することは、ほとんどないだろう。切断と一口で言ってしまうのはあまりにも簡単で、必死の思いで手術をする、医療スタッフ側にとっては、何やらむなしい気持ちがしないでもない。細い血管一本の差で、指がつながったり、つながらなかったりして、ほんのわずかなことが、その後の結果を大きく左右することもある。

たとえば、切断肢の患者さんには、禁煙を守ってもらうよう指導していたが、特に指の場合は、たばこを一本吸うと、指一本がつながらなくなると説明していた。たばこのニコチンには、血管を収縮させる作用があり、細い指の血管がそうなってしまうと、血行が悪くなって、せっかく生着し始めていた組織が、だめになってしまうのだ。必ずそうなるとは言えないが、決して大げさな話でもない。たかが一本だけのたばこが、顕微鏡を使っての、微小血管の縫合の手術後には、命取りになってしまうことだってある。たばこ一本指一本の世界である。

そういう多様な症例の中で、芦屋さんの受傷の仕方は、非常に好運で、再接着術後の経過はとても安定しており、感染もなく、すこぶる良好だった。芦屋さんの傷は、ちょうど細いブレスレットをつけたように、ぐるりと輪になっている。

ある日の午前、いつものように、いっせいに行われた形成外科の、朝の処置が一段落した。落ち着きを取り戻した処置室で、まだ芦屋さんは、ていねいに、自分でヒビテン浴（消毒液を少し入れたお湯を用いた薬浴で、感染の予防と、軽いリハビリテーションを兼ねている）の処置をしていた。処置介助もひとまず落ち着いた森宮看護婦は、芦屋さんの右腕の、まだ少し赤みが残っている傷跡を、しみじみと見つめながら、思い切って声をかけた。

「この腕が、離れて、また、ちゃんとくっついたんですね」

芦屋さんはちらっと森宮看護婦を見て、ふふっと口もとに笑みを浮かべた。そして、ベースン（手洗い用の特大洗面器のようなもの）の中で、右の腕の指をゆっくりと動かして見せた。芦屋さんの右腕は、左に比べると、まだむくんでいる感じはあるものの、神経もうまくつながり、回復を待つばかりという状態にまでなっている。

「芦屋さんはプレス（切断肢患者さんの受傷原因に多い工場の大型圧縮機を総称してそう呼

んでいた）でしたっけ？」

「いや、プレスというより切断機やな。だから、こんなにうまく手が（元通り）ついたんやろう」

森宮看護婦は、芦屋さんのいつもの穏やかな声にほっとして、おそるおそる尋ねた。

「その時、どんな、でした？」

人あたりのいい、さっぱりした性格の芦屋さんは、森宮看護婦の遠慮を吹き飛ばすかのように、あっさりと答えた。

「おう、いつもと同じや。こう、機械が動いてな、あの時は、ほんのちょっとだけ、手もとが狂ったんやなあ。失敗した」

「失敗、ですか。……それで？」

芦屋さんは、消毒液でぬれた手をベースンから出して、その上で軽く動かしながら、説明した。

「おうよ。こうな、スパーッと!!」

森宮看護婦はどきっとして、のけぞるようにして肩をすくめた。

「……血がいっぱい出たんでしょ？」

「もちろんや。スパーッと切った瞬間に、手が向こうの壁まで飛んで、血がどばーっと噴き出したわ」

「む、向こうの壁？」

「そや。三メートルくらいはあったかなあ。飛んでいった手が、バアンって、そのまま壁にぶち当たったわ」

「そ、それで?」

森宮看護婦は、思わず身を乗り出した。芦屋さんは、ベースンの中へ両手を戻した。慣れた手付きで、ガーゼを使って、やわらかく腕の傷をこすりながら、話を続けた。

「あっ、しまったーって思うて、反射的に左手で、すぐ、血が噴き出しとるのを、がばっと押さえたよ」

「痛かったでしょうね」

「ははは、わしは慣れたもんよ。もう、何べんも、指、やっとるからなあ」

「えっ?」

「ほれ、わしの両手で、まともな指は親指だけや」

そう言って見せた、芦屋さんの左右の指は、爪ごと指先がなかったり、爪が半分になっていたりして、それぞれ変形していた。仕事がら、切断機を使っての作業が多いだけに、指まで切り落としてしまうのは、日常茶飯事的に起こりうることなのだ。芦屋さんの両手の指が、そう語っていた。

思わず、差し出された芦屋さんの両手の指先に、じいっと見入ってしまった森宮看護婦を、彼は嬉しそうに見て、話を続けた。

「やっぱり、腕やったからか、血がものすごい出たわなあ。とりあえず、わしはタオルで手を押さえたんや。誰かがすぐに、救急車呼んでくれたみたいで、えらい早いこと救急車が来たんや。わしは手を押さえたまま、どうすることもできんから、近くにおった会社のやつに、〝おい、そこの手、拾うてくれや〟ってたのんで、そのまま持ってもろうて、一緒に救急車、乗ったんや」

「はあ……」

「やっぱり、今までみたいに、指の先とは違うかった。腕やったからな、手が飛んだ瞬間は、ほんまに、しまったーっ、やってもたーっ、と思うたな」

絶妙の体験談であった。

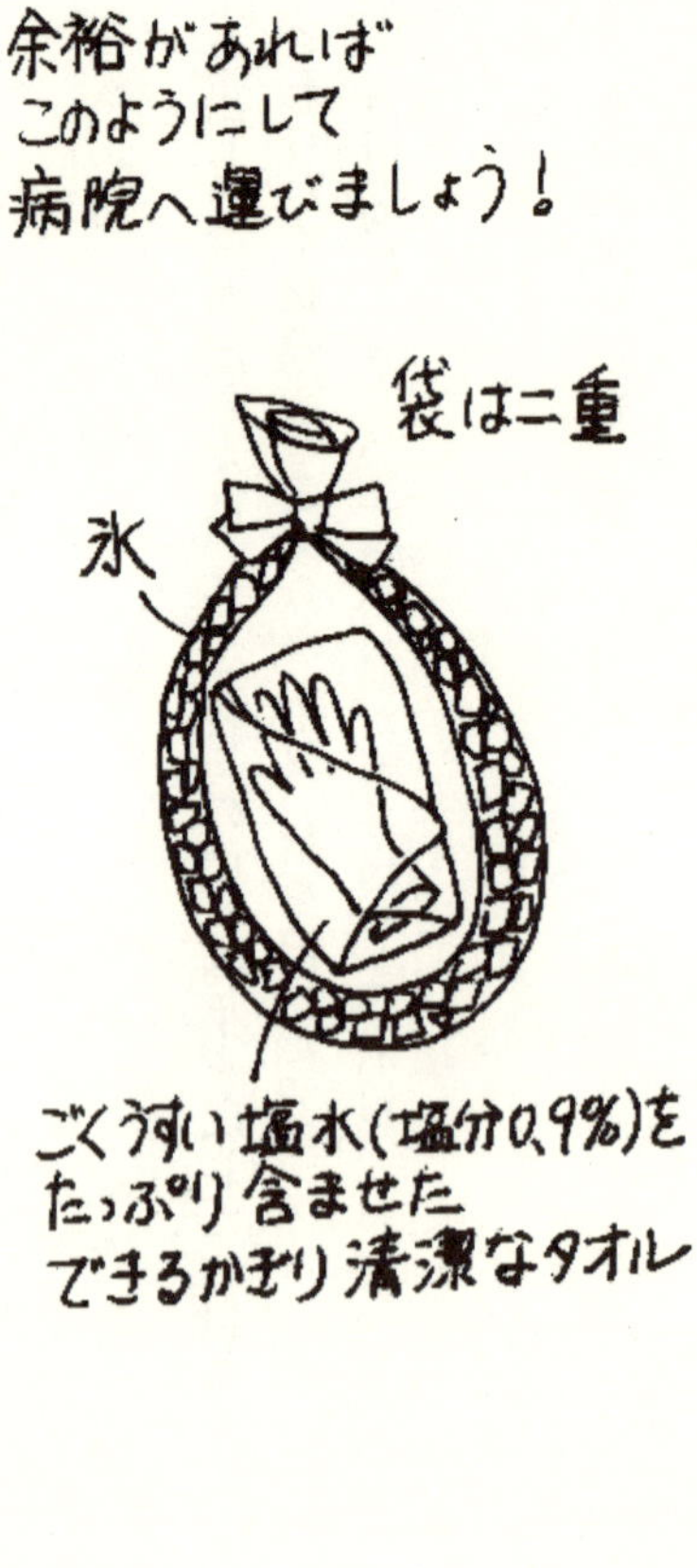
余裕があれば
このようにして
病院へ運びましょう！
袋は二重
氷
ごくうすい塩水(塩分0.9%)を
たっぷり含ませた
できるかぎり清潔なタオル

仇討ち

たまに老人性痴呆が見られる桜宮さんは、八十三歳の女性である。体重が三十八キログラムという、小柄なおばあちゃんで、舌癌のため、放射線科に入院していた。

舌癌はすでに末期状態で、検査の結果では、肺や骨への転移を示していた。しかし、高齢の影響かどうか、激痛というほどの痛みもなく、時々ボケるものの、意識ははっきりしているし、特に大きな問題はなかった。末期癌をかかえてはいたが、そのわりに元気で、放射線治療が終わると、家の近くの病院に戻るために、当病院を退院する予定になっていた。末期癌というのが嘘みたいで、不思議な感じがした。体が八十三歳だと、桜宮さんの場合は、癌も八十三歳なのだろう。同じ末期癌でも、進行は遅いし、身体への影響力も弱いのかもしれない。

病気が口の中なので、それまではお粥などの、ごくやわらかい食事をとっていたのだが、放射線治療と平行して、次第に副作用のためか、思うように食べられなくなり、甘い濃いミルクのような、高カロリー食に切り替えた。粉末を適量の水で溶かし、食事時間に看護婦が作って、患者さんのところへ運ぶ。患者さんの好みで、冷たくしたりするが、桜宮さんは少しあたたかい方が飲みやすいとのことで、日々の担当の看護婦は、お湯で作ったり、あたためたりしてから、桜宮さんの病室へ持っていった。

桜宮さんの状態と照らし合わせながら、放射線治療を進めていったが、何とか桜宮さんは、予定されていた照射量を、無事、終了することができた。副作用もいくらかましになり、少し微熱が見られる程度にまで落ち着き、ようやく一息ついた。

そんな頃のある準夜、点滴の交換に来た看護婦が、桜宮さんの異変に気がついた。

「おばぁちゃんっ、おばぁちゃんっ、桜宮さんっ」

呼んでも返事がなく、眠っているにしてはおかしい。もう一人の準夜勤務の看護婦が、血圧計を持ってすっとんできた。血圧が急激に下がっていて、意識がない。すぐに当直医を呼んだ。当直医の指示で、点滴の中に薬液が追加された。心電図モニターも装着された。家族にも連絡を取った。夜の病棟は一気にあわただしくなった。

それからまもなく、意識こそ戻らなかったが、何とか、桜宮さんの脈拍や血圧などの一般状態は落ち着いた。

桜宮さんは、一見、穏やかに眠っている感じで、呼吸も一般状態も安定していたが、呼びかけにはまったく応答せず、刺激にもほとんど反応しなかった。ナースステーションのすぐ横の観察室へ移動し、点滴は首の近くの鎖骨《さこつ》下静脈へ刺しなおし、高カロリー輸液を開始した。翌朝一番に、緊急に行ったCT検査の結果、脳梗塞《こうそく》ということだった。

放射線治療は終えたものの、こういう状態では退院することもできず、末期癌の様子を見つつ、今度は脳梗塞の治療、看護をすることになった。病棟スタッフは、検温などで部屋へ行くたびに、桜宮さんに声をかけたが、返事はなかった。

「桜宮さん、わかる？　おばあちゃん。……せっかくうまいこと、いってたのになあ……。このまま寝たきりになってしまうんかな」

検温に来た鶴見看護婦は、思わず腕組みをして考え込んだ。点滴を見に来ていた堺看護婦も、桜宮さんの顔をのぞき込んで、頬を軽くたたいて、刺激を与えてみた。

「桜宮さん」

目はどこかを見るともなく見ている感じで開いているのだが、焦点があわず、何の反応もない。そんな桜宮さんを、堺看護婦はじっと見た。

「おばあちゃん、おばあちゃん、お、ば、あ、ちゃーん」

何を考えたか、堺看護婦は桜宮さんの顔をのぞき込むと、しわしわの頬を両手でつまんで、いーっと左右に引っぱってみた。そばにいた鶴見看護婦は、思わず吹き出した。堺看護婦はしばらくそうしたままで、桜宮さんの顔を、目を確かめるようにじっと見ている。桜宮さんの反応はなかった。鶴見看護婦は、こみ上げてくる笑いを、ぐっとこらえた。

「もう、何してるねん。不謹慎な」

と、言いながら、ついに耐えきれずにくすくす笑い出した。堺看護婦は左右に引っぱっていた両手を離して、桜宮さんのたるんだ頬を優しくなでた。

「桜宮さんって結構かわいいな。若い頃、すごい美人やったんとちがうやろか」

「そうやな。はよう、ようなって、青春時代の話でも聞かせてもらいたいもんやなあ」

桜宮さんの穏やかで無垢な表情に、ベッドサイドに来た病棟スタッフは、少しでも回復するよう願わずにはいられなかった。

そんな状態のまま、十日程たった日勤で、なんと、桜宮さんはいつもの呼びかけに、はいと返事をして、目を覚ましたのである。主治医をはじめ、ナースステーションにいたみんなが驚き、彼女のベッドを囲んで喜んだ。

桜宮さんは、自分のベッドの周囲に、なぜみんなが集まっているのかわからないといった、けげんそうな表情をしている。

「なんですやろ?」

桜宮さんの不思議そうな言葉に、みんなが思わずのけぞってしまった。そのひと言が、びっくりするほど、はっきりしていたからである。

さらに、二、三日して、検温に来た堺看護婦をじいっと見て、

「わたしをこう、したですやろ」

と、自分の両手で頬を引っぱり、いーっとして見せて、そう言ったのである。堺看護婦はもちろん、桜宮さんにかかわった誰もが驚き、彼女はいったいどうなっていたんだろうと、病棟の七不思議の一つに加えられた。

桜宮さんは、ほとんど歩かなかった。十日間寝込んでいたためか、筋力が落ちて歩けなかったのかもしれない。

今度こそ、寝たきりになってしまわないように、リハビリテーションを開始し、桜宮さんの状態にあわせて、様子を見ながら少しずつ続けられた。

彼女がいた観察室は、ナースステーションの、点滴を用意したり、物品を準備したりする場所とはガラス越しになっており、カーテンがあるが昼間はあけておいたので、看護婦から、ベッドにいる桜宮さんがよく見えた。また、桜宮さんもこちらを時々見ているようだった。仕事をしながら看護婦は、自分たちを見ている桜宮さんに気がつくと、手を振って笑いかけた。桜宮さんは、あまりにっこり笑うことはなく、いつもむすっとしていたが、それでも、時々、手を振り返すしぐさが見られた。

ある日、部屋に入った堺看護婦は、機嫌良くしている桜宮さんに声をかけた。

「おばあちゃん、どう?」

ふと、堺看護婦はオーバーテーブル（ベッドに渡しかけるようにして利用できる、簡易の移動テーブル）の上を見て、一瞬ぎくりとした。足もとの方まで下げられていたテーブルの上に、きれいにくるくると輪にしてまとめられた点滴のチューブが、きちんと置かれていたのである。チューブの先は、ベッドサイドの支柱台につってある、桜宮さんの点滴ボトルにつながっている。テーブルの上に、ぽとっ、ぽとっと一滴ずつ、黄色い薬液が流れ出していた。堺看護婦はびっくりした。

「おばあちゃん、これ取ったん？　自分で抜いて取ったん？」

桜宮さんは何も言わず、じいっと堺看護婦を見た。桜宮さんの首のところには、少し血が流れ出しており、はがれかけた絆創膏が、そのままぶら下がっていた。引きちぎって、むしり取るように抜いた感じである。

すぐに主治医を呼んだ。桜宮さんの点滴は、心臓近くの太い静脈に、針を刺して挿入してあった。高カロリーの濃度が高い液を、持続的に注射するためである。舌癌である桜宮さんの栄養のすべてを、この点滴でまかない、現在、食事はしていなかった。それを考えても、抜いてほしくはなかったのだが、抜いたまま放っておいて、感染でもすると、心臓に近いだけに細菌やウイルスが全身にばらまかれ、大変なことになりかねないのだ。桜宮さんの場合は、流れ出していた薬液の量からも、発見が早かったようだし、抜いた後の針の刺入部からの出血も、すぐに止まっていたようだったので、大事には至らなかった。

連絡を受けて、医局からあわてて病棟へやって来た、主治医の川西医師は、無残になった輸液ルートをしみじみと見て、ため息をついた。桜宮さんの首の横の、点滴の針の刺入部を消毒しながら、桜宮さんに声をかけた。

「なあ、抜く時、すごく痛かったやろ？　なんで抜いたん？　また入れなあかんやんか。痛い思いすんの、桜宮さん、自分やで」

桜宮さんは黙ったまま何も言わず、口をへの字にまげていた。そして、じいっと、川西医師とその横で処置介助をしていた堺看護婦を見ていた。しばらくして、何を思ったか、骨と皮の細い手をごそごそと布団の中から出して、堺看護婦を指差した。

「あんたが抜いたんや」

桜宮さんがいじわるで言ったわけでは、もちろんない。スタッフの誰もが、桜宮さんが自己抜去したことはわかっている。桜宮さんのボケ方が、あまりにタイミング良くて、ナースステーションは大爆笑になった。

「きっと、いつかの、堺さんがおばあちゃんのほっぺをいーっとした、お返しと違う？」

「ボケてても、日頃の恨みは忘れへんのやなあ。最高やなあ」

「桜宮さんにしてみれば、恨みではなくて、ただ単に堺さんの印象が強かっただけなんでしょうけどね。それにしても、まあ……」

婦長も涙をこらえて笑っている。

「私じゃないっ。私と違うもん。私は無実だーっ」

みんなの大笑いの中で、堺看護婦一人だけが必死で叫んでいた。

病棟怪談話

病院というところには、たいてい〝恐い話〟の一つや二つはあるものだ。人の生死に多くかかわっている場所がら、仕方のないことかもしれない。

その病院は、創設されてまだ十年ほどの、新しい病院だった。〝十年〟が新しいと言えるかどうかはわからないが、少なくとも、病院の建物や施設はまだきれいで、清潔感があった。医療器機などの設備では、どこの病院もさほど変わらないのだろうが、病院の造りは、やはり、新しい程、すっきりと統一された雰囲気がある。

当病院でも、患者さんに負担がかからないように、外来の診察室や、検査部の配置にも、設計上、配慮されている感じがあった。歴史の長い、伝統ある国立大学の、ある付属病院とはかなり違う。今や建て増しばかりで、複雑に入り組んだ古い建物では、迷子になった患者さんに説明するのも四苦八苦である。（もっとも、近年、どんどん全面的に建て直されたり、改築されたりして、新しく生まれ変わりつつあるが）

しかしながら、そういう伝統ある古い病院の方が、お化けや幽霊の話は数多くある。しかも、そういった存在が確信できるような、不思議な空気が漂っている場所さえ、見つけることができる。

さて、新しいからといっても、十年も過ぎれば、いろいろなことがあるものだ。深夜、誰も乗っていないはずの車椅子がかってに動いたり、地下の霊安室から、御経を読むような声や、女性のすすり泣く声が聞こえたり、どこの病院でもあるようなことは、この病院でもあった。

ただ、そういう噂が流れても、いつのまにか消えてしまう。それに、病棟に勤務する身であれば、いつまでも恐いでは、いられるはずがない。夜でも病棟は忙しい。緊急で検査が出れば、病院内を駆け回るはめになる。

たとえば、血液検査なら、病棟から真っ暗な広くて誰もいない外来を通って、二階の検査室まで検体を持っていかなくてはならない。検査室の重いドアをあけて、明るい室内が見えて、当直の検査技師さんが迎えてくれる時、さすがにほっとする。検体を渡し、自分の足音だけを聞きながら、早足で病棟へ戻る。

当然、真夜中の夜勤は、看護婦が二人しかいないので、道草をしている余裕はない。だが、ゆとりのある時でも、つい、駆け足のように早くなってしまう。地下の霊安室から、最上階まで続く非常階段を、線香の匂いが上がってくることがある。やはり、あまり気持ちのいいものではない。

病院という特殊な役割を果たす以上、新しい古いにかかわらず、建物の構造はどうしても似てくるようだ。

ものすごく広大な敷地に、平屋で建てたなら話も違うだろうが、十二階建ての当病院のような、比較的大きな病院なら、おのずと決まってくるのだろう。一般的に、一、二、三階あたりの低い階に、外来患者の診療部や受付、会計や入退院関連の事務部、検査部などがあり、中階あたりに手術部や集中治療室などがあって、上階はほとんど病棟というような場合が多い。

霊安室に至っては、たいていが地下にある。空調設備をはじめとした機械類も、地下がほとんどだろう。怪談話にかかせない、地下からの泣き声というのも、よくよく調べてみれば、地下のボイラーの発する音かもしれない。それが、空調による流れに乗って、どこかの病棟の天井で、聞こえたりすることもあるかもしれない。決して幽霊などではなく、そういった現象を、取り違えただけかもしれない。だが、現実に見たという人が、思いのほか多くいたりする。

当病院の形成外科は、診療科の中でも、近年皮膚科から独立した新しい科で、外来は三階の隅にこじんまりとあった。他科の廊下は広かったが、ここの廊下だけは少し狭くて、〝形成外科通り〟と呼ばれていた。

内科などとは違って、患者さんは外観上に傷を持つ人がほとんどである。頭や顔や腕、足といった各部分に包帯を巻いていたり、ネットをかぶっていたり、ガーゼをあてていたりする患者さんが、廊下の長椅子に座って診察を待っている光景は、やはり、他科のそれとはずいぶん違う雰囲気がある。手術前の奇形やあざの患者さんだと、奇異に見られてしまうこともあり（そういう人の目こそが、患者さんの心の傷を大きくしてしまうのだが）、ひどい話だが、一時、〝妖怪通り〟と言われたこともあった。そんな意味も含めて、形成外科通りなどと、呼ばれるはめになったのかもしれない。

ある、蒸し暑い夜のことであった。形成外科の柏原医師と門真医師の二人が、真夜中に、救命救急センターでの処置を終えて、医局に戻るため、形成外科通りと呼ばれた廊下を歩いていた。病棟のナースステーションや、救命救急センターの一部は、昼夜に関係なく、真夜中でも明るいのだが、外来のあたりはさすがに真っ暗で、非常口を示す灯がほんのりと、その周囲を照らし出す程度である。物音一つせず、しーんと静まりかえっていて、その静けさの方が気味悪いくらいであった。

二人が話しながら歩いていると、向こうの角からこちらの方へ、他の病棟の入院患者さんと思われるおばあさんが歩いてきて、二人とすれ違った。この病院では、患者さんの寝衣を統一しているので、一目で入院患者さんだとわかる。すれ違いざま、おばあさんは二人ににっこり微笑んで、ぺこっと頭を下げた。柏原医師も門真医師も、

「おやすみなさい」

と、声をかけた。声をかけたものの、こんな真夜中の時間に、一人で外来を歩いているなんてと、ふと、振り返った時には、その老女はどこにもいなかった。自分たちが歩いてきた、形成外科外来の、細くて長い廊下が続いているだけだった。二人は顔を見合わせた。背中がぞくぞくして、一目散に、医局へ逃げ帰った。

「まさか、幽霊だとは思いもしなかった。ごく普通のばあちゃんやったんや。あそこは、おれらの外来の廊下で、いっつも歩いとるやんか。まさか、ほんまに出るとは、思わんかった」

「そうなんや。てっきり、どっかの病棟へ入院してるんやとばっかり思って、振り返ったら、どこにもおらんのやで。心臓、爆発しそうになったわ」

「あれは、絶対に幽霊や。後から考えたら、足音もなかったし、そら、暗かったけど、影もなかったような気がするんや」

「僕は、形成外科へ来て、奇形とか、事故でぐちゃぐちゃになった足とか手とか、熱傷ですごい悲惨になった顔とか、いろいろ見てきたけど、あんなまともな、どうもない普通のばあちゃんが幽霊やなんて、なんや信じられへんかった。認識不足やったわ」

二人の医師は興奮気味に話した。それを聞いていた同じ形成外科の住吉医師が、にやにやしながら言った。

「今、脳外科へ行ってる僕の先輩も、おばあちゃんの幽霊、見てるんや。たぶん、同じばあちゃんやで。その時はまだ形成外科の外来がなかったから、あそこ（形成外科通り）じゃなくて、横の耳鼻科外来の廊下の隅の長椅子に、機嫌よくにこにこして座ってたそうや」

実は、この老女の幽霊は、座敷わらしのような感じで、病院に住み着いているのではないかという話だった。病院の患者用の寝衣を着ていることから、おそらく入院患者さんだったのだろう。蒸し暑い夜に出てきて、ひととき話題を作るのだが、噂が消えてしまうと、しばらく時をおいてから、ふっと現れたりする。そういうことで、数年にわたり、目撃者が何人かいるらしかった。ただ、その幽霊は、恨み事を言うわけでもなく、恐ろしげな風体でもないので、噂は水面下で密かに進行しているという感じだった。

ある時、当病棟の二人部屋の十六号室に入院していた患者さんが、明け方、金縛りにあった。今までも、何度かそういう経験はあったらしいのだが、この夜は違っていた。金縛りの中で目が覚めたら、胸の上に、ぼうっとした白いものが乗っていたというのだ。必死で助けを呼んでいるうちに、ふっと消えて、金縛りも解けて楽になったそうだ。自分では、声がかれるほど叫んだらしいのだが、隣のベッドの患者さんは、まったく気がつかなかった。朝の検温で、恐ろしかった思いを、切々と看護婦に話して聞かせた。

それから二日後の深夜、十七号室の患者さんが、悪夢にうなされているのを、巡視中の明石看護婦が見つけて、思わず起こした。患者さんは汗びっしょりで起きたが、夢の内容はよく覚えていなくて、ただ、恐かったと告げた。

なんと、さらにその三日後の深夜に、今度は十八号室で、患者さんが金縛りにあったというのだ。深夜帯の同じ午前四時頃の出来事である。十六号室での、白いものが乗っていたという話は、翌日にはもう病棟に広まっていたので、隣の部屋(十七号室)でうなされた話も、それに関連付けて、すでにほとんどの(元気な)患者さんが知っていた。

さて、話を聞いて恐がったのは、その時、十九号室に入院していた患者さんである。足の瘢痕拘縮の手術後で、状態は安定しており、抜糸後退院予定になっていた。本人の話だと、不思議な体験などは今までなく、霊感もないらしいのだが、場所が場所だけに、とても不気味がっていた。その時、病棟はちょうど満床で、部屋をあけるだけの余裕はなかった。病棟スタッフ側としては、確証のないものに振り回されるのも、考えてみれば馬鹿な話である。

しかしながら、幽霊を待つ身にしてみれば、事態は深刻で、次の夜、眠られないと患者さんがナースコールを押してきた。その夜は、主治医の高槻医師が当直で、仕方なく一回分の催眠剤を処方した。

ナースステーションでも、夜勤になると、もっぱらその話ばかりで、たまたま夜勤が集中していた明石看護婦は、ことさらに脅えていた。期待と不安で盛り上がったのだが、三日たっても、四日たっても何も起こらなかった。ところが、五日後の深夜、病室に白いものが出たのである。予定されていた十九号室ではなく、反対側の十七号室であった。

前に悪夢にうなされた患者さんは、すでに退院していて、被害（?）にあった患者さんは、検査のため、四日間の予定で、新しく入院してきた女性だった。重苦しい雰囲気で、ふと目を覚ました彼女が、部屋の隅がぼやっと白いのに気がついて、よく見ると、人の輪郭のようになり、ゆらゆらっとして消えたらしい。思わず飛び起きて、ナースステーションへ駆け込んだ。

午前四時半で、まだ消灯時間内であったが、どうすることもできず、半泣きの彼女の強い希望もあって、仕方なく、病室の照明をつけて寝ることを許可した。その彼女と、同室のもう一人の患者さんも、たまたま二人とも翌日退院だったので、ほっとしたように、元気よく、みやげ話を持って帰っていった。

また幽霊が出たということで、病棟が落ち着かなくなり、その後、婦長が考えた末、わずか二、三日であったが、十七号室を空室にして、様子を見ざるをえなくなってしまった。しかし、この話は、予定されていた十九号室の患者さんが、幽霊に避けられたという笑い話のように広がったこともあって、案外早く、病棟は落ち着きを取り戻し、再び静かになった。

もっとも、そういった不可解なことを信じていない人は、二、三回続いたくらいでは、恐がったりはしない。入院患者さんが約五十人もいれば、みんながみんな怖がるわけではない。中には、最新の科学で、すべて証明できるのだと言い切る患者さんもいて、噂に震える病棟を、しっかりささえる役割をはたしてくれた。たまたま悪夢の偶然が重なっただけなのだ。〝白いもの〟だって、カーテンが揺れていたり、あるいは、何かの、たとえば巡視中の看護婦の白衣や、手に持っている懐中電灯の光かもしれないと彼は主張した。


真夜中の病棟では、非常階段を示す緑色のライト（このライトは大きいビルなど、病院以外の建物にもたくさんある）が、やけにくっきりと浮かび上がるように見える。廊下がある程度広くて、まっすぐに長く続いているためか、その先のライトは遠くて小さい。だが、暗いぶんだけ、その緑がはっきり見える感じがする。しばらくじっと、その緑色のライトを見つめていると、陽炎のように、その光がゆらりと揺れて見えることがまれにあるそうだ。それは病院にいる浮遊霊が、そのライトの前を横切っている時にそうなるらしい。

病院には、薬液や消毒液の臭い、傷の血生臭いような、一種独特の臭いがある。生死にかかわるだけに、患者や家族の強い感情や不安など、負のエネルギーが渦巻いている。人間の先入観、臭い、雰囲気が、病院というイメージを作りあげ、怪談話を助長しているのかもしれない。

不安でたまらない

堂島君という、十歳の小学校四年生の男の子が、形成外科に入院してきた。三歳の時に、花火の火が服に燃え移り、右肘から肩にかけての部分と、前胸部に熱傷を負った。その際に植皮術などを受けているが、その後、傷が一部ケロイド化し、今回、その右上腕部の瘢痕拘縮を修正するために入院となった。

手術については、緊急を要するものでないかぎり、外来受診時に医師からの説明を受けており、患者さんも納得されていることがほとんどである。手術に必要な、一通りの術前検査や書類関係も、できるだけ外来で済ませてしまう。そして、患者さんの都合のいい時や、手術の順番待ちなどの状況で、手術の日程を決め、その前日に入院というパターンが多かった。堂島君も同じで、入院した翌日の午後が、手術の予定になっていた。

午後から始まった手術は、夕方五時過ぎに無事終了し、堂島君は病棟へ帰ってきた。麻酔からも覚めていて、意識もはっきりしていた。熱もなく血圧も安定しており、痛みも特にないということで、手術後の状態は非常に落ち着いていた。午後六時になり、面会時間の終了とともに、それまで付き添っていた両親も、ほっとされた様子で、家へ帰っていった。病棟では、患者さんが六歳以上であると、たとえ手術当日でも、よほどの理由がないかぎり、付き添うことは認められていなかった。

さて、両親が帰ってからまもなくのことである。ナースコールが鳴った。六人部屋の堂島君である。

「どうしました？」

「ちょっと、痛いんです」

準夜勤務の今里看護婦がすぐに部屋へ行った。包帯をチェックしたが、出血などは見られない。包帯がきつく巻かれているとか、何かに当たっているとか、変わった様子もない。一応、点滴の針の刺入部も見たが、どうもなかった。抗生剤が入った点滴も順調にいっている。

「特に、どうかなってるという感じはないと思うけど。どう？　我慢できそう？」

「うん、まぁ」

「じゃぁ、もう少し、様子、見てて」

そう言って、今里看護婦が病室を出て、五分くらいたった後、再びナースコールが鳴った。

「痛い」

「我慢できない？」

「うーん」

堂島君はわりと無表情で、しらっとしている。傷はどうもない。

「もう少し、様子見てみようか。我慢できないような痛みだったら、痛み止めの薬もあるからね」

「……」

この、準夜勤に交代したばかりの時間帯は、看護婦にとっては結構忙しい。この日、手術を受けた患者さんは、皮膚科の患者さんをあわせると、堂島君の他にも五人いた。その全員が、比較的軽度の手術だったことが、まだ準夜勤務を気分的に楽にしていた。しかし、さすがに、軽くても手術は手術である。六人もの術後の患者さんをかかえて、看護婦たちはコマネズミのように動かなければならなかった。今里看護婦は堂島君の病室を出ると、そのまま血圧測定の続きにまわった。

また、十分とたたないうちに、堂島君からのナースコールがあった。

「我慢できない」

落ち着いた声である。どう見ても、痛みで我慢できない顔ではない。堂島くんは、ベッドサイドに来ている今里看護婦と、視線を合わそうとしなかった。今里看護婦はピンときた。

「……じゃあ、注射をしようね」

「注射？」

それまで、無表情だった堂島君が、ぱっと今里看護婦を見た。

「そうよ。痛み止めの注射。これもちょっと痛いんだけど、手術の後だから、やっぱり、傷の我慢できない痛みほどではないと思うわ」

「注射ならいいよ。我慢する」

「あら、無理しなくてもいいわよ」

「もう、いいよ」

「そう？」

今里看護婦はにっこりして部屋を出た。しかし、我慢すると言った舌の根もかわかぬうちに、また堂島君からのコールがあった。今里看護婦は、血圧測定を終えるとすぐに、ナースステーションの横の観察室で、重症患者さんの処置をしていて、手が離せなかった。遅出勤務の豊中看護婦も、夕食の下膳や処置室の片付けなどで、ナースステーションにはいなかった。もう一人の準夜勤務の曽根看護婦が出た。

「堂島くん？　今、行きますね」

ナースコールを切ると、曽根看護婦は、途中になった点滴の薬剤を確認しなおして、それをボトルに詰めた。

わずか、その間にまたナースコールが鳴って、曽根看護婦は点滴のボトルを持ったまま、ナースコールを取った。

取ったら、切れるようになっているのだが、今度は鳴りっぱなしになった。堂島君が病室から押し続けているのだ。

押し続けられると、ナースステーションでは、呼び出し音は鳴っているが、どこの部屋が鳴っているか、全病室の表示板の点灯箇所を見て確認しないといけないので、これはちょっと、はた迷惑な話になってくる。故意でするならば、業務妨害の感覚である。他の患者さんが押しても、呼び出し音は同じなので、どこからかがわからず、緊急だと手遅れになってしまう可能性だって、ないとは言えない。コールが鳴ったので取りに行ったら、たまたま三ヶ所の部屋から、同時に呼んでいたということもあった。極端な話、堂島君が押し続けているかぎり、看護婦はその表示板を見張っていなくてはならないということになる。

しかし、たった三人（午後九時までは遅出勤務の看護婦がいた）しかいない時間帯に、そうするだけのゆとりはない。ナースステーションに誰かいても、必ず何かしら、仕事がある。三人ともいなくて、廊下（ナースコールを押すと、その部屋の入り口と、病棟の廊下の天井にも、点滅ランプがつくようになっていた）で気がついたり、部屋の前ではっとすることもしょっちゅうあった。

堂島君の気持ちもわかるが、小学校四年生なら理解できると、押し続けることだけはやめてほしいとたのんだ。

そうしたら、確かに押すことはやめてくれたのだが、今度は、大声で叫びだしたのである。

「看護婦さーん、看護婦さーん」

呼ぶので、部屋へ行くと、

「痛い」

と、平然とした感じで言うだけである。堂島君に応対していなくても、堂島君が看護婦を姿なり、声なりで確認できていれば、問題はなかった。看護婦が同室の患者さんの検温などで、患者さんと話している声が聞こえていると、堂島君には何も関係がないのに、それで安心したらしく、何も言わず、叫んだりはしなかった。

ところが、看護婦が一歩部屋を出て、その声も聞こえなくなると、

「看護婦さーん、看護婦さーん」

と、大声で叫ぶのである。あきらかに精神的なものである。注射はしないと言うが、内服薬にしても、飲ませる必要はない。さすがに、ここまでくると、看護婦も参ってしまった。仕事にならないのだ。そのままにしておくと、堂島君はいつまでも叫んでいたからである。

同室の患者さんにとってもうるさいらしく、とうとうロビーに出る人もいた。みんなわかっているから、露骨に嫌な顔をしたりする患者さんもいなかった。他の部屋の患者さんたちも、何事かとのぞいたりする。子供の声とわかっていたので、騒ぎにはならなかったが、廊下に響くものだから、やはりうるさいことは確かだった。

「……狼少年になっちゃうよ。知ってる？　その話。何ともないのに嘘ばかりついてて、大事な時に気づいてもらえないの」

「……」

「気持ちはわからないわけではないけど、八号室の君より小さい二年生の女の子だって、ちゃんと一人で、一生懸命我慢してるよ」

「……」

片付けの一段落した豊中看護婦が、しばらく堂島君のベッドサイドにいた。しかし、痛いと訴えるわけでもなく、そばにいると何も言わない。いつまでもいることもできず、豊中看護婦が部屋を出ると、堂島君はまた叫び始めた。

「……私、あそこで、カルテ書こうかな。ついでにこの処置伝票も持っていって……」

ナースステーションで、今里看護婦がぐったりしていると、院内散歩に行っていた、堂島君と同室の、二十歳の切断指術後の加古川さんが、病棟に帰ってきた。ナースステーションの入り口に立って、中の今里看護婦に声をかけた。

「看護婦さん、あれ、なんやねん」

「あ、加古川さん、お帰りなさい。日勤から聞いていたより元気そうやけど、後で熱、測ってくださいね。傷、どうですか?」

「ああ、もう大丈夫や。すっかりなおったわ。ええ気分で帰ったら、えらい、うるさい」

「……そうなのよね。気持ちはわかるけどねえ、まあ、まだ子供やし」

「ふーん」

今里看護婦から、簡単に事情を聞いた加古川さんは、ひとまず病室へ戻って、体温を測った。一緒に部屋へ行った今里看護婦を見た堂島君は、叫ぶのをやめて静かにしている。今里看護婦は、加古川さんの包帯の具合などを確認して、病室を出た。すると、気配を察してすぐに、堂島君が叫んだ。

「看護婦さーん」

その時、間髪を容れず加古川さんが一声、怒鳴った。

「うるさいっ」

加古川さんはゆっくりと自分のベッドを降りて、堂島君のベッドのそばに行った。いきなり怒鳴られた堂島君は、びっくりして声も出せず、目を丸くしている。

「もう、四年生やて？　なら、わかるやろ？　みんな痛いんじゃ。今日手術したんは、おまえだけやない。それにみんな手術受けてるんや。おれやって、指、三本も手術したんやで。こっちのおっちゃんは、足や。おれより先に手術してるのに、まだ歩いたらいかんて言われてるから、いつも車椅子や。みんな我慢してるんや。そないに大きい声、出るんやったら、我慢できるやろ。他の人の迷惑も考えなあかん。看護婦さんに聞いたら、痛み止めの注射もある言うてる。おれも打ったことある。あれは効くぞ。ほんまに我慢できん時は打ってもらえ。よう寝られるぞー。ほれ、テレビでも見て、しゃんとせえ」

加古川さんはそう言って、堂島君の床頭台《しょうとうだい》（ベッドの横においてある患者さんの日用品などを入れる、ひき出し付きの小型ロッカーのようなもの）に用意されていた、テレビのスイッチをつけてやった。

堂島君はそれから一言も叫ばなくなった。おとなしくして、テレビを見ていた。看護婦が声をかけても、

「痛くない」

と、言うだけだった。部屋の照明をはじめ、テレビも消すことになる消灯時間には、いつのまにか、ベッドで一人で眠っていた。消灯にまわった今里看護婦は、眠っている堂島君のついたままのテレビを消し、包帯の具合を確認し、毛布をそっと掛けなおした。そして、まだ起きて、枕もとのライトで漫画を読んでいた加古川さんに声をかけた。

「ありがとう。助かったわ。不安から叫んでるのわかってたから、私にはなかなか言えんかった。何や、突き放してしまうみたいに思えて」

「あはは、ああいう時は、びしっと言うたらええねん。びしっと」

加古川さんは、まだあどけなさの残る笑顔を見せてくれた。

その後、堂島君は一週間くらいで退院となった。その間、毎日、面会時間に来ていた母親が帰っても、まったく平気で、たまには勉強のプリントなどもして、自分の時間を過ごしていたようだった。看護婦とも加古川さんとも、にこにこして話している姿が見られ、病棟スタッフはほっと胸をなでおろした。傷の経過もよく、抜糸後、堂島君は元気に退院された。

もらい泣き

放射線科の桜宮さんも、いよいよ退院となった。桜宮さんは、八十三歳という高齢であったが、細い小さな体で一生懸命にがんばり、放射線治療は予定通り終了した。

ところが、そのすぐ後に、突然、起こった脳梗塞で、寝たきりになってしまった。しかし、桜宮さんの生命力と、必死の治療や看護、リハビリテーションが続けられ、奇跡の回復で、どうにかこうにか、退院にこぎつけたのだった。桜宮さんは舌癌の末期状態で、今後は、家のすぐ近くの病院で、様子を見ながら治療を進めることになっている。病棟スタッフの、桜宮さんに対するかかわりも大きく、感激の退院となった。

退院のその日、家族が迎えに来ると、桜宮さんの病室には婦長をはじめとして何人かが見送りに集まった。退院の準備を整えて、車椅子に乗った桜宮さんを見て、魚住看護婦は、目に涙をためた。それまで、荷物の整理などを手伝っていた松原看護婦は、感激の魚住看護婦を見て息がつまり、あわてて二人して、その隣の処置室へ逃げ込んだ。松原看護婦は、患者さんが元気になって退院されるという、看護婦としての喜びをかみしめながら、嬉し涙を必死でこらえていた。ところが、魚住看護婦の涙を見て耐えきれなくなり、結局、処置室であふれる涙とたたかうことになった。

桜宮さんの、たまに出てくる老人性痴呆も、この日は遠慮したらしく、桜宮さん自身にも、退院の感激がよくわかっていた。同室の患者さんから、よかったねと声をかけられるたびに、大きくうなずき、桜宮さんも目をうるませていた。病室から車椅子を押してきた尼崎看護婦も、寄り添うように歩いてきた家族の人も、涙をにじませていた。嬉しい涙はすぐに伝染するらしい。

病棟を出て、エレベーターに乗る時には、目を真っ赤にした、松原看護婦と魚住看護婦も処置室から出てきて、桜宮さんの退院を見送った。病棟スタッフには一番嬉しい、明るい退院であった。

松原看護婦は、病棟スタッフの中でも、特に涙もろかった。

ある日、岡山看護婦の受験合格の朗報が、ナースステーションに届いた。岡山看護婦は、正式には準看護婦、いわゆる準看で、正看になるために、今回、この病院の付属看護専門学校を受験したのである。

看護婦の免許は、文部大臣あるいは厚生大臣によって出される国家免許で、それに対し、準看護婦の免許は、都道府県知事による。仕事内容としては、区別がつかない感じで毎日業務が行われているが、免許の違いは大きく、それだけ責任の重さも違う。ひと昔前だと、準看護婦の育成では、医師の手伝い要員として、即戦力となる教育が中心であった。しかし、看護婦は、医療技術もさることながら、看護とは、医師とは別個の独立した専門職であるという、明確な意識をもって、高い知識と教養を身につけさせられるのである。

岡山看護婦は、前年浪人して、一年間働きながら勉強し、再度、看護専門学校にアタックしたのである。職員と同じように、フルタイムで働いての、受験勉強であった。しかも、一度不合格を経験しているので、自分自身に対しても、また周囲に対しても、大きなプレッシャーがあり、一時はかなり悩み、受験をやめようかと思ったこともあった。それを克服しての合格である。

ナースステーションで、その場にいたみんなから、万歳されて祝福を受けた岡山看護婦は、感激のあまり、思わず泣いてしまった。それを見て、塚口看護婦も、涙をぽろぽろとこぼした。尼崎看護婦も目を真っ赤にしている。松原看護婦も、一緒になって泣いてしまった。

感激の波がひいて、ひとまず落ち着いたナースステーションでは、今度は松原看護婦が囲まれていた。

「岡山さんが泣くのはわかるよね。必死で勉強して受かったんやもん」

「塚口さんや尼崎さんが、思わず泣いてしまうのもわかるよね」

彼女たちはまだ新人で、看護専門学校受験合格の時も、国家試験合格の時も、その感激はまだ記憶に新しく、昨日のことのように思い出されるであろう。

「でもねえ、もう受験なんて、はるか昔の松原さんがどうして、泣くのかなー?」

「はるか昔は、ひどいやんか。ちょっと前よ。ちょっとよ。そうよねーっ?」

「あっ、そこでどうして私の方、見るねん」

松原看護婦に見られた、ベテランの平野看護婦が、思わずのけぞった。

「私、誰よりも気持ちは若いつもりやねんから。若いからこそ、涙もたくさん出るんよ」

「私は、ほんまに若いけど、何でか、ちっとも涙は出んわ」

藤井寺看護婦がとぼけるように言った。

「わっはっはー。あんたが泣いたら、世も終わりと違うかー？」

しゃべらなければ、美人でお嬢様に見える、鶴見看護婦が大笑いした。

「あっ、言うたなー」

お互い好き勝手言っているが、藤井寺看護婦と鶴見看護婦は仲がいい。

「ようやく、話題が変わりそうやな。ひとまず、私から話題がそれたところで、さあ、そろそろ検温の時間でーす。患者さんのところ行って、聞いてあげてくださいねー」

「はぁーい」

この日、日勤リーダーの松原看護婦は、ぱっちりした大きい目を細めて笑いながら、てきぱきとカルテに記入して、自分の仕事を進めていった。看護婦たちの世間話も、あっというまに終わってしまった。忙しくてあわただしいナースステーションに、束の間、訪れた平和な時間だった。

松原看護婦は、自他ともに認める、もらい泣きの名手であった。そして、彼女は、泣いて泣いて、ぐちゃぐちゃになるからと、毎年、送別会の夜は仕事（準夜勤務）を希望した。

和泉さんの場合

和泉さんは、二十七歳の男性で、右上肢血管腫で、形成外科に入院してきた。生まれた時から、赤あざのような色素沈着と、少し盛り上がった感じの腫瘤があり、それが次第に広がった。血管腫ということで、四歳、十四歳、十七歳と、心臓血管外科で、腫瘤にならないよう、血液の流れをよくするための手術を受けたのだが、結局なおらなかった。人差し指から肩にまで至る広い範囲で、まるでミミズのように、血管が青く浮き出ている、大きくて複雑な血管腫であった。今回、はじめて心臓外科から形成外科を紹介されて、入院の運びとなった。

入院してから、血管造影をはじめ、さまざまな検査を受けて、手術の方法が何度も検討された。そして、右上肢血管腫切除術、血管形成術、皮弁形成術、腱剥離《けんはくり》術、神経形成術という大手術が行われた。

一般的に赤あざと言われているものが、血管腫である。ひと口に血管腫と言っても、さまざまなものがあって、いろいろな分類の仕方があるようだ。苺状《いちごじょう》血管腫、単純性血管腫、海綿状血管腫といったものが、有名どころである。血管腫と聞いて、腫瘤を思い浮かべると、ただ取ればいいという、簡単な手術のように思われるが、実は、とんでもないやっかいなものなのだ。ぷくっと腫れた、いぼのような小さなものなら、まだましであろうが、よくよく調べてからにしないと、大変なことになる。普通のあざとは違って、体の奥深いところで、とても大きな血管につながっていたりする場合もある。切ったものの、血が止まらなくて、大出血になったなどという事態になりかねない。しかも、その血管腫が、動脈系か静脈系かの違いも大きく影響し、動脈系だとさらに困難になる。

和泉さんの場合は、静脈系ではあったが、悪条件がすべてそろったような血管腫に見えた。一見しただけでも相当なものである。単純な限局性の、それこそ取ればいいという、ひと言ではすまされないような血管腫であった。指から肩まで伸びた数本の血管が、それぞれこぶのような腫瘤になっていて、太くて長い複雑にからみあった血管腫だった。

和泉さんの血管腫切除術は、大変な手術になった。輸血も、赤血球濃厚液や凍結血漿《とうけつけっしょう》など、あわせると二十本余が用意された。はっきり言って、出血量がどれくらいになるのか、予想ができなかったからである。

朝から始まって、約十時間かかった大手術が終わったその準夜、八尾医師がナースステーションへやって来た。八尾医師は和泉さんの主治医で、朝からずっと手術室に入ったきりになっていた。そのため、すっかり遅くなってしまったが、他の入院患者さんの様子を確認するために、病棟へ来たのだ。

消灯時間もとっくに過ぎて、病棟内は真っ暗でしーんと静まりかえっている。

「お疲れさまでした」

準夜リーダーの枚方看護婦が声をかけた。そこへ、点滴の交換から森宮看護婦も帰ってきた。

「あ、八尾先生、どうでした？　和泉さん」

和泉さんのような珍しい症例になると、手術については、看護婦も非常に興味のあるところだ。森宮看護婦も思わず、声をかけた。和泉さんは、手術が終わると、念のためにそのまま集中治療室に入ったので、病棟の方へは、まだ情報が何もなかった。

「和泉さんは海綿状血管腫やろ？　で、あけたらな、やっぱり、ものすごーくめんどかったわ。難儀した」

和泉さんの血管腫は、血管腫が腱やら神経やら、そこら中の組織を巻き込んでいて、予想通り、見た目だけでなく、体の内部でより複雑になっていたようだ。

「それにしても、あの、こぶみたいになっているところは、どないにして取るんですか」

「そう、そこや。海綿状になっとるやろ。その血管腫をつぶしてな、そのあいたところには、足から取った筋肉を埋め込んでいったんや。肩のところから指まで」

「筋肉……を使ったんですか」

「うん。筋肉と言うたら、ほれ、鶏のささ身みたいなもんで、細かくささっとほぐれるやろ。そこそこの血管腫の大きさにあわせて、筋肉をほぐしてな、それにトロンビン末《まつ》をぺたぺたとまぶして、埋め込むんや」

トロンビン末というのは、局所（限られた身体の一部分）に使う白い粉末の、止血剤のことである。説明する八尾医師の手振りを見ながら、森宮看護婦がつぶやいた。

「……何やら、天ぷらを揚げる時の、衣をつけるみたいですね」

「そんなもんやー。はははー」

大手術がひとまず成功した、和泉さんの主治医の八尾医師は明るく笑った。

和泉さんは、状態が非常に安定しており、約一日、集中治療室にいただけで、予定より早く、翌日には病棟へ帰室された。ベッドごとの大移動であった。和泉さんは、右腕のすべてをギプス固定していた。さらに肩から胸にかけても、包帯でしっかりと固定しており、しかも、そのうえに足にも創部があって、体の半分以上が包帯で巻かれている状態だった。顔と左手だけが出たミイラのようになって、病棟へ戻ってきた。

「お帰りなさい。よくがんばりましたね」

思わず、ベッドに駆け寄って、ベッドで寝たまま運ばれてきた和泉さんに、病棟スタッフが声をかけた。手術を無事終えた、安心感もあっただろう。物心がつく頃から、悩まされてきた血管腫とも、何とか縁が切れそうである。もちろん、大手術を受けたからといって、すっきりときれいになおってしまうわけではない。傷跡はどうしたって残る。しかも、足にまで増えてしまったわけだが、和泉さんはすべてを承知していた。

形成外科や皮膚科に来る患者さんは、たいてい身体上、表面上の実質の病気と、それによる、たとえば劣等感などの心の病気も、あわせ持っている場合が多い。心の病気と言えないまでも、たとえ、表情には出すことがなくても、傷ついていることは確かなのだ。患者さんを受け入れる医療スタッフは、患者さんの心に持っている傷を、決しておろそかにしてはならない。時には、心の傷が体のそれよりも、はるかに大きい場合もある。

和泉さんの血管腫は、目に見える部分でさえ、相当なものだった。何度か大きい治療を受けているにもかかわらず、どうすることもできなかった。血管腫によって、彼が背負ってきた精神的な痛みは、誰にも理解することができない見えない傷として、和泉さんの心の中に存在していたに違いない。それは彼にとっては、手術で受ける傷よりも、はるかに大きくて深い、心の傷になっていたはずである。

手術を終えて、病棟へ戻って来た和泉さんは、迎えた病棟スタッフに、何とも言えないさわやかな笑顔を返してくれた。彼はナースステーションの隣の観察室に入り、しばらく手術後の経過に、目を光らせることになった。

手術後、若さもあって、体温や血圧などの、一般的な体の状態はとても良かった。しかし、数日たってから、上腕の内側、脇の少し下くらいから、時々出血が見られるようになった。一部分ギプスをカットして、処置をした。だが、その後も何度か出血が見られ、その都度、消毒、ガーゼ、包帯交換など、処置が行われた。創部が大きいので、一回一回に時間がかかり、とても大がかりな処置になった。

少しずつではあるが、たびたび出血するので、教授をはじめ、八尾医師ら形成外科の医師たちは頭をひねった。処置をすれば、出血はその場ですぐにおさまり、三、四日はどうもなく、大事には至らなかった。ひとまず、静脈からの出血ということで、しばらく様子を見ることになった。

その時は医師の誰もが、静脈からの出血だと信じて疑わなかったのだが、ある日、新入医局員の門真医師が、ガーゼについた血を見て、ぼそっとつぶやいた。

「あの……、これ……、動脈血……と違いますか」

処置をしていた教授は、すぐに門真医師をギロッとにらんだ。これは静脈からの出血なのだ、何も知らない新人が、口を出すんじゃないとでも言うような雰囲気で、門真医師は思わず小さくなって隅に下がった。和泉さんの出血の原因が、はっきりしないためか、常日頃、温厚な教授にしては、珍しく不機嫌だったようだ。

しかし、実は、それは動脈からの出血だったのである。和泉さんの手術を執刀して、その状態をよくわかっている教授や、他の医師たちにとっては、動脈からの出血は考えられなかったのだ。その場では、門真医師をにらみつけたものの、教授自身も不思議には思っていたのだ。あらためて、真っ赤なその出血を、教授はじっと見つめて、

「うーん、これはどう見ても動脈血だねえ。静脈血の色じゃないねえ……」

と、考え込んだ。

同じような出血であっても、静脈性と動脈性では、大きな違いがある。普通、血の色は赤

であるが、静脈性出血の場合、赤くはあっても、暗赤色で、やや黒っぽい赤という感じである。それに対し、動脈血管（肺動脈を除く）を通っている血液、つまり動脈血は、鮮紅色という言葉がよく使われ、まさしく、真っ赤な血で、同じ赤でも、その色には差があるのだ。

新人の門真医師は、ただ素直に、見て感じたままを言ったのだ。これはこうなっているから違うとか、こうだからこれは考えられないといった、理屈で考えてしまう硬さが、まだ新人だったからこそなかったのだろう。

教授たちがこの出血について、治療を再検討し始めたが、その後すぐに、その必要がなくなった。和泉さんは、深夜午前四時、大出血を起こし、出血多量でショック状態におちいった。拍動を伴って、ぴゅーっと噴水のように吹き出した出血は、まぎれもない動脈性のもので、和泉さんは、一刻を争う、深夜の緊急手術となった。

可能性を追求する場面においては、固定観念や先入観、時には長年の経験さえも、じゃまになることがあるものなのだ。

女はつらいよ

七十二歳の男性が皮膚科に入院してきた。彼、阿倍野さんは、左下肢の静脈瘤から潰瘍ができて、下腿潰瘍で入院となった。阿倍野さんは軽度であるとはいえ、糖尿病も高血圧もあった。年齢的なことも考慮して、手術はせずに治療をすすめていくことになった。

入院してきた時の、阿倍野さんの潰瘍は、大きくて見た目よりも深く、悪臭もあり、かなりひどい状態だった。糖尿病があるためか、傷もなおりにくく、手の施しようがなくなって、仕方なく入院することになったようだ。

入院後しばらくの間は、ベッド上安静ということで、身の回りのことを看護婦が手伝った。年を考えて、寝たきりになってしまわないように注意し、可能な限り、自分でできるように配慮した。阿倍野さんはいつもにこにこしていて、気のいいおじいちゃんという感じだった。

ある日、検温に行った枚方看護婦が、ナースステーションに戻ってきた。

「ちょっとぉー、阿倍野さんってば、帰ろうとして振り向いた時、お尻触るねん。びっくりしたわ」

「あっ、あたしもです。頭もとの体温計を取ろうとして、体を伸ばしたら、胸にタッチされてしまいました」

垂水看護婦も、思わず力が入った。

「へぇー、阿倍野さんって、そういう人やったん？」

「でも、何するねんって言うても、にこにこして、なんや、すごい嬉しそうな顔するんや。間が抜けてしもうた」

「そうそう、あたしの時も、にこにこして、子供みたいやった」

「得なおじいちゃんやなあ」

ナースステーションで、薬の準備をしていた魚住看護婦が笑った。婦長もにこにこして聞いていたが、

「じゃあ、一応、主治医の中之島先生に、注意してもらうように伝えましょう」

と、言った。


ある日、鶴見看護婦が、ばたばたとナースステーションへ戻ってきた。

「いやだあ、私、しっかり、手、握られてしもうたわ」

「あたしはいつも胸を触られます。気をつけてはいるんですけど……」

その時も、日勤でそこにいた垂水看護婦が言った。

「垂水さんの胸って、わかる気がする。鶴見さんじゃ、胸か背中か、どこかわからへんもん。でも、美人やから手でも触ろかって、本能的にそうなったんと違う？」

藤井寺看護婦が笑った。

「あっ、それ、ほめてんのか、けなしてんのか、わからんやんか。どうせ、私は胸ないわ」

長身でスリムな鶴見看護婦が、つんと横に向いた。

「でも、よかったやんか。手、握られただけでも」

藤井寺看護婦にそう言われて、黙っていれば深窓の令嬢に見える、美人の鶴見看護婦が口を開いた。

「何もようないわ。阿倍野さんが、もっと若うてハンサムないちゃんやったら、思いっきり握り返したるねんけどな」

その時、処置室からナースステーションへ、患者さんの処置を終えた中之島医師が帰ってきた。

「先生、阿倍野のおじいちゃんに注意してくれましたか」

日勤リーダーの松原看護婦が聞いた。

「うん、一応は言うたよ。でも、はい、はいとは言うてたけど、あんまりあてにならんかもしれんなあ」

「ぜんぜんやわ。相変わらずやで。被害者は増えるいっぽうや」

中之島医師と一緒にいた鷹取医師が、にやにや笑いながら言った。

「えーやないか。ちょっとくらい。減るもんじゃなし。阿倍野さんの楽しみはあれしかないんや。家族にちらっと聞いたけど、若い頃はずいぶんもてて、浮き名を流していたらしいで。おばあちゃん、苦労しよったらしいわ」

「へえー、鷹取先生に負けてへんやないの」

「僕と阿倍野さんは違うよ。僕は独身や。泣かせてる人はいてへん」

「きゃー、嘘ばっかりぃー」

「若い頃、がんばってるなら、もう十分じゃないですか。看護婦はそこらへんの女の子とは違います。一緒にされたら迷惑です」

尼崎看護婦は、すっぱりとそう言いきって、かけてあったタイマーに呼ばれて、重症患者さんの部屋へ行った。


阿倍野さんは、それからも相変わらずで、警戒している看護婦のすきを狙っては、胸やお尻にタッチしてくるのだった。

「もう、今日はびっくりしたわ。検査に行くから車椅子に乗せてんけど、うまく乗れんふりして、抱きついてきたんよ。阿倍野さんって結構、体が大きいし、まいったわ。スケベ心起こして、倒れて骨折でもしたらどないするねん。もう」

魚住看護婦が、半ばあきれたような顔をして言った。すると、近くで物品整理をしていた寺田看護助手が、にこにこして言った。

「阿倍野のおじいちゃんには、私、一緒に温泉へ行こか、言うて、誘われましたわ。私にもお声がかかるとは思わんかったわあ。ふふふ」

「えっ？」

ナースステーションにいたみんなが、寺田看護助手を振り返った。思わず、藤井寺看護婦がつぶやいた。

「無差別攻撃やな」

「そんなことはないんよ」

寺田看護助手がにこにこして続けた。

「堺さんは一度も触られたことがないねんて。堺さんが言うとった。温泉には、長居さんも生野さんも、誘われたらしいんやけど、堺さんにはお誘いもない言うて、堺さん、ショック受けてるみたいやったわ」

寺田看護助手の言葉に安心したのか、内緒話を打ち明けるように、曽根看護婦が嬉しそうな顔で言った。

「へえー、堺さんのことは今初めて聞いたけど、実はねえ、森宮さんもないんやて。えへへ。私、森宮さんに避雷針になってもらってるねん」

「えっ？」

「ここのところ、森宮さんとわりと勤務が一緒の時が多うて、阿倍野さんのところには、一緒にいったり、代わってもらったりしてるねん。何でかわからへんのやけど、森宮さんといる時は、阿倍野さん、私にも何もせんのよ。森宮さんも不思議がってたわ。怒ったこともないのに、言うて」

「へえー、それこそ、初耳やわ」

その場にいた看護婦たちが驚いた。

「そうか、避雷針森宮だったのか」

病棟所属の看護婦は、約二十人いたのだが、その中で、どういうわけか、堺看護婦と森宮看護婦の二人だけが、阿倍野さんに触られることもなく、温泉旅行へのお誘いもなかった。休暇を取っていて、久しぶりに勤務に出てきた平野看護婦も、噂を聞いて注意していたにもかかわらず、胸にタッチされてしまった。

「うーん、あの無邪気な顔で、なかなか、やるやないの」

「感心している場合じゃないですよ。私、女としての魅力があれへんのかなあ。とりあえず、出るべきとこは、ちゃんと出てる思うんやけど」

自分の胸をしみじみ見ながら、堺看護婦がつぶやいた。それを聞いて、平野看護婦が笑った。

「あははは……。そういうところが、まだ子供っぽいんやなあ」

「でも、同じ年で、あのガリガリの伊丹さんかて、お尻、触られたって言うやないですか。伊丹さんの触ったかて、何もおもしろないと思うけどなあ。細い電柱、触ってるのと同じ感覚やで。私なんか、思いっきり近くへ寄ったたって、阿倍野さん、知らん顔やもん」

ぷっと吹き出して、それから平野看護婦は、じっと堺看護婦を見た。

「……そうやなあ……。あなたはまだ意識してるみたいやけど、森宮さんの場合は、あの素朴さやろうなあ……」

平野看護婦は、森宮看護婦が避雷針になっているという話も聞いていた。彼女は考え込むように、しみじみ堺看護婦を見つめた。

「……そうや、……たぶん、堺さんも森宮さんも、阿倍野さんの孫やねんなあ、きっと」

「……孫?」

「そう。雰囲気がな、かわいい〝孫娘〟やねん。だから、手は出さんのやわ。うん、きっと、そうや」

平野看護婦は、自分の出した答に、とても満足しているような感じで、にこやかに堺看護婦を見た。

その後、ちょっと不気味がっていた森宮看護婦も、〝孫娘〟と聞いて、すっかり納得、安心したようで、喜々として避雷針の役割をこなしていた。しかし、二人の看護婦が、阿倍野さんにとって、ほんとうに〝孫娘〟だったのかどうか、その真意はわからない。

阿倍野さんの大きかった傷も、順調に上皮化が進み、次第に小さくなった。トイレへ歩くこともできるようになって、よくなるに従い、病棟内歩行の許可もおりた。そして、相変わらずの穏やかなにこにこ顔で、阿倍野さんは、無事、退院された。

美人になろうね

一般的に奇形と呼ばれる、先天的な症例の中に、口唇裂、口蓋裂《こうがいれつ》がある。口唇裂は、ひと言で言うと、唇（まれに下唇もあるが、上唇の場合が最も多い）が二つに分かれるように、縦に裂けている。状態はさまざまで、軽い口唇裂だと、普通、唇と呼ばれている赤いところの一部分に、とどまるにすぎないのだが、ひどくなると、真ん中から対称に、二カ所に裂けていたり、鼻の下の方にまで及んでいたりする場合がある。唇だけでなく、口の中の部分まで割れていたり（口蓋裂）、部位によっては、まれに上顎の方まで割れていたり（顎裂《がくれつ》）する。いずれも、妊娠のきわめて初期の、顔面形成から進行した口唇形成の時期に、何らかの原因で、形成不全に陥ったものである。

口蓋裂は口の中で見えないのだが、口唇裂は一見、猫とか動物の口の感じで、うさぎの唇で兎唇（としん）とも言う。顔なので、誰が見てもすぐにわかり、いわゆるみつくちと言って、差別的な雰囲気で、呼ばれることもある。

形成外科の教授は、かつての医療グループで、この口唇裂、口蓋裂の修正手術を、いろいろ研究されており、傷跡をきれいになおす努力をされていた。この教授を頼って、わざわざ遠くから、入院してくる患者さんもいたほどである。今ほど医療技術が進んでいなかった昔には、一応は手術でなおすものの、大人になっても、それとわかるほど、後々まで、その傷跡が、残っていることが多かった。日々、研究が進み、医療技術はどんどん進歩しているのだ。

小児の場合、手術の目安については、発育の状態に差があるので、体重で考えるのが一般的である。口唇裂だと、大まかには、体重が五、六キログラムになる、生後三、四ヶ月くらいから、手術が可能になる。口蓋裂だと、生後一歳半から二歳くらいで、最初の手術を施行することが多いようだ。両者を合併した口唇口蓋裂の場合、一回の手術で、すべて終えてしまうことは、ほとんどないと言っていいだろう。状態によっては、単純なものでも、最初の修正術を行ってから、その一度きりの手術できれいになるわけではなくて、二回、三回と細かく修正術を受けていく場合もある。

そして、いい結果が出れば、十歳くらいになると、まるっきりわからないほど、きれいになおってしまう症例もある。もちろん、患者さんの体質にもよることは言うまでもない。すぐにケロイド化して、傷のなおりが良くない場合もあり、症例が多種多様であるように、その治癒《ちゆ》の仕方を見ても、決して同じようになおるわけではない。

さて、さすがの教授も悩んでしまうほどの、複雑な口唇口蓋裂の泉ちゃんが、形成外科に入院してきた。生後一歳六ヶ月の女の子である。未熟児で生まれたこともあり、一歳六ヶ月とは思えないほど小さかった。まだ、はいはいもせず、もちろん歩けなかった。体力的にもようやく安定した状態にまで成長し、今回、手術を受けるため入院となった。

泉ちゃんの口唇口蓋裂は、決して単純なものではなかった。上口唇が二ヶ所、それぞれ鼻の下の、奥の方まで裂けていて、しかも、それがめくれ上がり、まるっきり口唇の形をしていなかった。もちろん、鼻もまともな形ではない。そのうえ、そのめくれ上がった部分に、白い小さな歯が二本はえていたのである。

泉ちゃんは目がぱっちりとした色の白い子だった。初めて入院してきた時には、マスクをかけていて、その目もとだけの印象では、美人の母親によく似ている感じだった。泉ちゃんを見た周囲の人の驚く様子が、母親にはとてもつらくて、来客時や外出時にはいつも、泉ちゃんにマスクをかけて、泉ちゃんの口もとを隠していたようである。

泉ちゃんの口唇裂は非常に複雑だったので、生後から自分でおっぱいを飲むことができなかった。それだけでなく、口の内部に完全な口蓋裂があるために、ミルクなど、うまく飲み込むことができず、食事が大変だったようである。油断すると、むせて咳き込んで、ミルクや食べ物が、すぐに気管へ入ってしまう。そのために、肺炎を起こしたことも何度かあるそうで、そういうことが、さらに成長を遅らせたようだ。

もちろん、言葉の方もはっきりしない。口蓋裂の手術時期が、一般的に一歳半頃からというのは、社会生活にたいへん重要な、言葉の発達を考慮した結果である。泉ちゃんは、口唇裂の手術もまだだったので、単語はもちろんのこと、普通の赤ちゃんが、声を出すような発声でさえ、することができなかった。鼻へぬけるので、発音がきちんとできないのだ。もちろん、唇を使った発声もできない。泉ちゃんはまだ何も言わなかった。

看護婦は、病室に行くと、いつも泉ちゃんを抱っこさせてもらった。

「しっかり食べてるかな？　大きく、重くなってるかな？」

そして、声をかけた。

「泉ちゃん、がんばって手術を受けて、ママみたいな美人になろうね」

手術の日を最高のコンディションで迎えられるよう、病棟スタッフは懸命だった。今後どう修正していくか、初めての手術でどこまでなおしていくか、医師たちは具体的に、何度も検討を繰り返した。看護婦たちは、日常生活を中心に、まず泉ちゃんの体力増強をめざして、健康管理に気を配った。うまくできない食事には、ひとまず流動食からはじめ、それを注射器と特殊なビニールの針を使って、工夫し、食べられるよう配慮した。

泉ちゃんは注射器から上手に食事をとった。母親もすぐに慣れて、要領よく食べさせた。流動食にはすぐ慣れ、特に問題がなかったので、今度はお粥にも挑戦し、泉ちゃんも母親も、一生懸命だった。手術を控えていたこともある。形成外科という、外見上にいろいろな病気を持った患者さんたちが、多く入院している病棟だったこともあってか、母親は希望を持ち、比較的明るく過ごしているようだった。

外形上の奇形をもって、赤ちゃんが生まれた時、その両親にとっては、人生を揺るがせるほどの大きなショックを受ける。どういう意味を持つにしても、その事実は、彼らの心の奥深くに、刻み込まれることになる。やはり、治療の第一歩として、親の理解と協力、そして希望を持って臨むことが、何より大切なことなのだ。

泉ちゃんの母親は、病棟内では、泉ちゃんにマスクをかけさせることなく、抱っこして歩いていた。このことは、母親自身に、精神的にもゆとりがあったからこその、行為なのだろう。母親が落ち着いていることが、すぐに泉ちゃんにも伝わったらしく、泉ちゃんもとても元気で、機嫌良く、その日を待っていた。

ところが、手術を受けるにあたっての、術前検査の心電図に、チェックが入ったのである。心雑音があり、胸部レントゲン写真とあわせた結果、泉ちゃんは、心室中隔欠損症《しんしつちゅうかくけっそんしょう》と診断されたのだ。ナースステーションは、蜂の巣をつついたような騒ぎになった。さらに詳しく調べるために、泉ちゃんは、たくさんの検査を受けなければならなかった。

心室中隔欠損症も奇形の一種である。口唇口蓋裂が外表奇形であるのに対し、心室中隔欠損症は、内臓奇形ということになる。同じ内臓でも、心臓に奇形のある先天性心疾患の中で、心室中隔欠損症は非常に頻度が高い。

心臓の心室を左右に分ける真ん中の壁に、異常な孔がある状態を言うのだが、この孔の大きさは、無症状に経過する小さなものから、とても大きな孔までさまざまである。状態によっては、たとえば孔が小さいと、自然にふさがることも多く、今すぐ命にかかわるというものでもない。しかし、泉ちゃんの場合は、心臓に比較的大きな孔があいていると予想され、それによって、肺への負担が非常に大きくなり、肺高血圧症も併発している可能性が疑われたのである。

こうなると、孔が自然にふさがるのを待つなどと、のんびり言っていられなくなり、もちろん、形成外科の手術どころではなくなった。泉ちゃんは、すぐに、形成外科から心臓外科病棟へ転棟となった。

泉ちゃんは、それからまもなくして、心臓の手術を受けた。長時間の手術を、がんばって耐え抜き、泉ちゃんの手術は成功した。手術後、しばらくは予断を許さない状態で、集中治療室で回復に努めた。その後、心臓外科の一般病棟へ戻り、治療が進められた。

泉ちゃんの状態が安定してから、タイミングを見計らって、心臓外科病棟に入院のまま、口唇口蓋裂の、形成外科として、最初の修正手術を行った。術後、心臓外科と形成外科の共診という形をとり、形成外科の医師が、心臓外科病棟へ出張し、消毒など、口唇口蓋裂に関する指導のすべてを行った。手術後、泉ちゃんの食事は、再び流動食に変更されたのだが、形成外科で工夫していた、ビニール針での食事方法など、転棟の際に、心臓外科の病棟スタッフに、きちんと引き継がれていたので、万事スムーズに運び、その後もうまくできていたようである。

泉ちゃんの、口唇口蓋裂の最初の手術は、まずは割れた部分を閉じることに重点をおいた。口の中がふさがれれば、発声はもちろんのこと、食事もずっと楽になる。肺高血圧症の様子も見ながら、徐々に体力をつけていく。形成外科的には何年かかけて、数回に分けた修正術を施していく予定だった。

ところが、その二回目の手術も受けないうちに、二年後のある日、肺炎を引き起こして、心臓の状態が急激に悪化し、あっという間に、泉ちゃんはその短い生涯を閉じてしまったのである。

四歳の誕生日を迎える直前であった。

剃　毛

淀川さんは十八歳の男性で、左の人差し指の完全切断、中指の不完全切断で、形成外科に入院している患者さんである。仕事中に、機械にはさまれての受傷であった。救命救急センターへ運ばれて、二本の指の再接着手術を受けた。その後、病棟へ転棟となって、経過観察中だった。

淀川さんは決してやくざではなかったのだが、それらしい雰囲気を漂わせていた。十八歳という年齢が、嘘みたいに大人びていて、言うこともすることも、少々自分勝手ではあったが、一応、彼なりの理屈があって、まるで、人生半ば過ぎたおじさんみたいな印象を受けた。素直でない淀川さんは、看護婦や医師を、結構、煩わせてくれて、いろいろと〝困ったさん〟の患者さんであった。

再接着術後、指の状態が一進一退で、血行を確認するために、患指の血管造影を施行することになった。放射線科に依頼し、日程が決まると、検査に際しての準備、処置などを記載した指示票が、病棟の方まで送られてくる。その指示票には、前日の処置として、陰部の剃毛《ていもう》が指示されてあった。そして、検査前日、担当になっていた森宮看護婦は、淀川さんを処置室へ呼んだ。

「淀川さん、明日、検査することは聞いていますよね」

「うん。血管造影やろ」

「で、ここの、股のところの動脈に針を刺すから、今から、毛剃りをしますね」

淀川さんは、一瞬、きょとんとしたが、すぐに大きく目を見開いた。

「毛剃り……？　ここの？」

彼は足を広げて自分の股を指差した。

「そう。股のところね」

森宮看護婦は、物品戸棚をあけて、毛剃りに使う道具を確認し始めた。

淀川さんは呆然とした感じで、森宮看護婦を見て、吐き出すように彼女の背中に向かって言った。

「えっ？　ほんまにーっ？　嘘やろーっ？」

「嘘やないですよ。私も忙しいねんから、しょうもない嘘、ついたりしませんよ」

森宮看護婦は、淀川さんの驚き方を見て、楽しそうににこにこしている。

「えーと、淀川さんは？　検温も終わってるし、時間は大丈夫ですよね？」

「ちょ、ちょ、ちょっと待ってや。わしが言いたいんは、時間のことやないよ。何でこんなとこの毛、剃るんや？　股のとこなんか」

戸棚をのぞいていた森宮看護婦は、手を止めて、淀川さんの方を振り返った。

「何でって、だから、毛があったら不潔になるのよ。手術の時にも、指というか、腕のこのあたりくらいまで、毛剃りしたでしょう？　あ、記憶、なかった？　一応、メスを入れるその周りは、普通は毛剃りをするものなのよ」

「そら、知っとる。知っとるけど、でも、明日のは検査やで？」

「あ、そうか。検査、初めてなんやねえ。検査でもね、明日のは、動脈に針を刺すんですよ。それで、管を通して、造影剤を入れるんですよ。そのあたりは先生から聞いてる？」

「うん。それは聞いた」

「で、放射線科って、検査をしてくれる先生の指示があって、この指示からいくと、針、刺すのが、この股の動脈ね。動脈に、針とはいえ穴をあけるわけだから、手術もほとんど同じ扱いよね」

「何で？」

「だから、動脈からばい菌が入ったら、ばい菌が血の流れに乗って、体中に、あっというまに回って、命にかかわる事態もないとは言えないでしょ」

「……」

「まあ、要するに、毛があると、きちんと消毒ができないのね。確実に消毒するために、毛を剃るというところかなあ」

そう言って、森宮看護婦は、再び戸棚をのぞき込むようにして、小さな箱から剃刀（かみそり）を取り出した。

「……」

淀川さんは、剃刀のカバーをはずして、刃先を調べている森宮看護婦の一挙一動を、じっと見つめている。考え込んでいる淀川さんに、とどめをさすように、森宮看護婦が続けた。

「切ったり刺したりする部分の周りは、どこでも毛剃りはするもんなんですよ。たとえ、かわいい産毛でもね。ましてや、股のところになると、想像しただけでも、剃らないかんと思うでしょう？」

「……」

「まさか、おしっこはついていないだろうけど、しっかりした毛がはえてるし、温かいし、湿気はあるし、ばい菌が一番喜ぶ環境やで」

「……そら、わかるけど……、やっぱり、いやや。あんなとこ」

要するに、淀川さんは恥ずかしいのだ。わるでしたたかでも、この時ばかりは、十八歳のかわいい男の子だった。剃毛の必要性をどんなに説明しても、自分の大事なところをさらけだす、恥ずかしさの方が大きいのだ。

「看護婦さんがするの？」

森宮看護婦にしても、恥ずかしくないと言えば嘘になる。結婚もしていないし、年齢もたかだか五、六歳しか変わらない。まじめな彼女にとっては、男性の陰部など、見慣れているはずもなかった。でも、看護婦が恥ずかしがっていては、患者さんの方はもっと恥ずかしくなる。森宮看護婦には、白衣という強い味方があった。普段は普通の若い女性でも、一度、白衣に袖を通すと、人間が変わってしまうのである。常日頃から、森宮看護婦は白衣を着ると、気持ちが引き締まり、仕事になると、何でもできるような気がしていた。森宮看護婦は平然と答えた。

「はい、私がやらしてもらいます」

そのひと言が、淀川さんを硬直させてしまった。

「いややっ。わしはいややで」

「ありゃ、私、こう見えても、毛剃りはわりと上手なんよ？」

「そんなんと違う。あそこを見せないかんやないか。それが、いやなんやっ」

「そりゃ、私だって、見るつもりはなくても、出してもらわんと、やっぱり、毛剃りは無理やわなあ」

「そやろ？　だから、看護婦さんにはしてもらいたないねん。看護婦さん、若いやんか」

「……そうは言ってもねえ、私が今日の担当だもの。何なら、他の看護婦さんと代わってもらってもいいけど？　聞いてみましょうか。私ならかまわんし」

「そんなん、いややっ。絶対いややっ。代わる言うても、ここの看護婦さん、みな若いやんか。いやや、絶対、いややぞっ」

淀川さんは必死になって叫んだ。まるで、迷っていた決心が固まったかのように、がんとして言い張った。

「わし、毛剃りなんか、せんでーっ。毛剃りせないかんのなら、検査なんか、受けへんでーっ」

「そんなこと、言うても」

「いやや っ。絶対、受けへん。毛剃りなんか、いらん」

淀川さんは、ひとしきり叫んだ後は、取り付く島もないように、つんとしている。

「……あーぁ。とにかく、私に言ってもはじまらんから、先生と相談してみますか」

森宮看護婦は、淀川さんの死にもの狂いの抵抗にどうすることもできず、主治医の岸和田医師を呼んだ。手術日でもなく、処置も一通り終わっていた岸和田医師は、形成外科の外来にいた。ちょうど、自分の仕事をしていたらしく、すぐに病棟へやってきて、ナースステーションで事情を聞いた後、処置室へ入ってきた。淀川さんは、わめき散らした後は、神妙になり、処置台の上に腰をかけて、足をぶらぶらさせている。

「検査せな、退院できへんぞ」

岸和田医師が穏やかな声で言う。淀川さんは、小さい子供がだだをこねるように、頭を横にふった。

「いやや、いやや。毛剃りはいやや。そんなん、看護婦さんにあんなとこ、見られるだけで、もっこりなるわ。もっこりなったのなんか、よけい見られとうないわっ」

「……」

「先生やって、男やんか、もっこりなったとこなんか、見せとうないやろ？　わかるやろ？」

「そら、まあな。気持ちはわかる」

「わかるやろ」

「けどな」

「いやや っ。いやや言うたらいやや」

岸和田医師はちらっと森宮看護婦を見て、淀川さんにひそひそと小声で言った。

「もっこりさせんかったら、ええやないか。幸い森宮さんやで？　森宮さんなら、お母さんか姉さんみたいなもんやで。それに、男に思えんことはない」

それを聞いた森宮看護婦も、

「はいはい、この際、何とでも言うてください。色気がないことも、たまには役立つかもしれんし」

と、くすくす笑いながら、言った。

「無理や。あかんわ。してしまうわ。死にかけのじじいとは違うんやで？　自分ではどうにもならん」

淀川さんは、自分の股間を両手で押さえて隠すようにした。森宮看護婦と岸和田医師は、思わず顔を見合わせた。岸和田医師も何とも言えない困った顔をしている。しばらく、沈黙が続き、静かな時間がすぎた。急に淀川さんが、はっと顔をあげた。

「そうや。わし、自分でするわ。自分できれいに剃るわ。剃ればええんやったら、わしがする。そんなら、ええやろ？」

「うーん。そやけど、ほんまにきれいにせな、あかんのやで？　自分でできるんか？」

「できるよ。右手はばっちりやで。ちゃんとするから。なあ。そうや、そんで、できたら婦長さんに見てもらうわ。それなら、ええやろ？　なあ、たのむわ」

淀川さんにおがみたおされて、岸和田医師は森宮看護婦を見た。

「ほんまに、いけるんか？」

「そうですねえ、どれくらいきれいに剃らなあかんかとかは、私が説明するとして、とにかく、婦長さんに聞いてみましょうか」

それを聞いた淀川さんは、処置台から飛び降りた。

「たのむわ、看護婦さん。このとおりやー。一生のお願いや。な？　婦長さんに聞いてくれ。そんで、たのんでくれ。わし、ちゃんとするから」

いつも何を言っても守らず、勝手ばかりしているが、やっぱり、十八歳というまだ幼さの残る顔で、手を合わされると、森宮看護婦は思わず甘くなってしまうのだった。

話を聞いた婦長は、笑顔で、淀川さんの剃毛の確認を引き受けてくれた。結局、淀川さん自身で行うことになり、森宮看護婦が用具をそろえて準備を整え、説明をした。淀川さんは、珍しく（？）まじめに話を聞いて、処置室の一角をカーテンで閉めきり、長い時間かかって、ひとりでせっせと剃毛を行った。


「あっ、看護婦さん、看護婦さん」

廊下を歩いていた森宮看護婦を、病室から見つけて、淀川さんが呼び止めて声をかけた。

「看護婦さんが、今日、わしとこの担当やろ？　わし、毛剃り終わったから。看護婦さんが言うた通り、道具はそのままにしてあるで。それから、婦長さんにもＯＫもらったからな」

「はい、わかりました。お疲れさまでした。ところで、指の方は大丈夫？　片手やと、使ってない方の手にも、案外、思わぬ負担がかかってるという話やけど、痛みとかありませんか」

「うん、どうもない。大丈夫や。ありがとうな」

淀川さんは、準夜勤への申し送りが始まる頃になって、森宮看護婦にきちんと報告をしてきた。森宮看護婦はすでに婦長から聞いて知っていたし、処置室の後片付けも済ませていたが、淀川さんの報告が嬉しかった。

おわりに

この世の中には、想像もできないいろいろな病気やけががあるものだ。しかし、研究や努力によって、それを克服する医療が発展しつつあることは、ほんとうにすばらしいことだと思う。

ただ、病気やけがをなおすのは、患者さん自身ではないだろうか。医者や看護婦をはじめとする医療従事者は、最新の医療技術を使って、患者さんの自然治癒力の、手助けをしているにすぎないのだと、私は考えている。

かつて、私が看護婦として配属された病棟で、私は多くのさまざまな症例に出会った。新聞にも大きく採り上げられた爆発事故や、やくざの抗争による事故もあった。あまりに大きな腫瘤ができているにもかかわらず、人の目も気にせず、堂々としてきた人や、ほんの小さなあざに悩み苦しんで、手術を受ける人もいた。人の一生には、数奇な運命があり、長かったり短かったり、いろいろな人生がある。私が出会ったのは、そんな人生のごく一部の入院生活であろうが、患者さんの、なおそうと一生懸命にがんばっている姿は、輝いていて、とても美しいものである。

人の心は変わらない。これからも、医療技術はどんどん進んでいくだろう。しかし、病める人の気持ちは、いつの時代でも、変わらないのではないだろうか。医療は最終的には、たとえば、医者と患者、看護婦と患者という、人間と人間の信頼関係が成り立ってこそ、すばらしい結果がえられるものだと考えている。
どんなに進歩しても、心をどこかに置き忘れ、患者さんの気持ちを無視したような、冷たい医療にだけはならないよう、願っている。

林　直美

看護婦《かんごふ》さん　出番《でばん》です！！

林《はやし》　直美《なおみ》

明窓出版

平成十二年六月十四日初版発行
発行者――増本　利博
発行所――明窓出版株式会社
〒一六四―〇〇一二
東京都中野区本町六―二七―一三
電話　（〇三）三三八〇―八三〇三
FAX　（〇三）三三八〇―六四二四
振替　〇〇一六〇―一―一九二七六六
印刷所――株式会社　シナノ

ISBN4-89634-049-3

ホームページ　http://meisou.com　Eメールmeisou@meisou.com